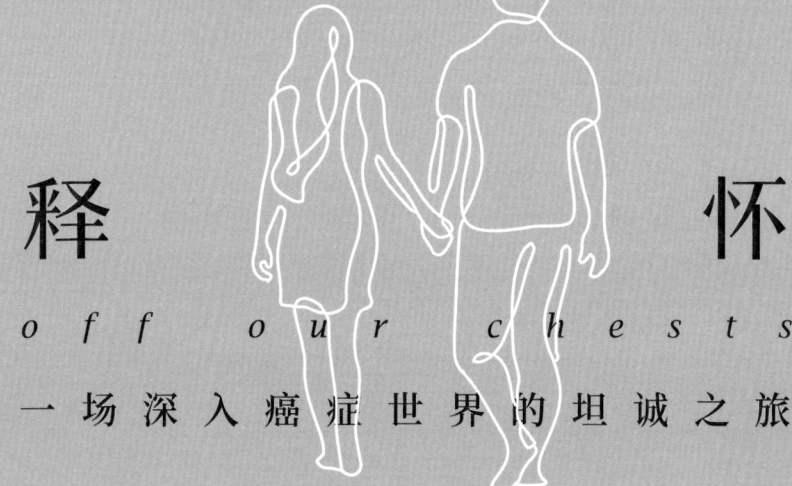

释 怀

off our chests

一场深入癌症世界的坦诚之旅

湖南科学技术出版社
国家一级出版社 全国百佳图书出版单位

〔美〕莉莎·马歇尔 〔美〕约翰·马歇尔 著 雍寅 译

释 *off our chests* 怀

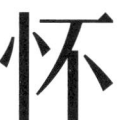

[美]莉莎·马歇尔 [美]约翰·马歇尔 著 雍寅 译

CTS K 湖南科学技术出版社

国家一级出版社 全国百佳图书出版单位

· 长沙 ·

图书在版编目（CIP）数据

释怀/（美）莉莎·马歇尔，（美）约翰·马歇尔著；雍寅译. — 长沙：湖南科学技术出版社，2024.12
　　ISBN 978-7-5710-2894-7

Ⅰ.①释… Ⅱ.①莉… ②约… ③雍… Ⅲ.①乳腺癌－诊疗 Ⅳ.① R737.9

中国国家版本馆 CIP 数据核字（2024）第 092723 号

著作权合同登记号：18-2024-094

SHIHUAI

释怀

著　　者：[美] 莉莎·马歇尔　[美] 约翰·马歇尔
译　　者：雍　寅　　　　　　出 版 人：潘晓山
责任编辑：谷雨芹　谢俊木子
出版发行：湖南科学技术出版社
社　　址：长沙市芙蓉中路一段 416 号泊富国际金融中心
印　　刷：长沙超峰印刷有限公司（印装质量问题请直接与本厂联系）
厂　　址：宁乡市金洲新区泉洲北路100号
邮　　编：410600
版　　次：2024 年 12 月第 1 版　　印　　次：2024 年 12 月第 1 次印刷
开　　本：890 mm × 1290 mm　1/32　印　　张：9.5
字　　数：229 千字
书　　号：ISBN 978-7-5710-2894-7
定　　价：59.80 元

（版权所有·翻印必究）

目　录

第一部分

向女王致敬

乳腺癌并不是从一开始就让我恼火。起初，它只是我在专科培训中必须了解的众多癌症之一，是所有肿瘤医生必须掌握的基础知识，尤其是因为乳腺癌在女性癌症中的发病率仅次于肺癌。我有幸得到该领域一些世界级专家的指导，并精进自己的专业技术。也许我的愤怒就是从这里开始的：他们认为乳腺癌比其他癌症更重要，要求我们专科培训医师出席所有与乳腺癌相关的会议，同时又觉得其他癌症的会议可有可无。

乳腺科医生的睿智能干给我留下了深刻的印象：他们手里握有大量的医学病例，背靠看似无穷无尽的数据，几乎能为任何可以想象的临床问题提供完善有效的疗法。我们这些专科培训医师必须熟知并能逐一讲出所有细节。如果我们没做到，那么受到的可不是尺子打指节这样的体罚，当众羞辱才是他们最爱用的手段。他们就是要让我们明白，结肠癌、胰腺癌和肺癌等癌症，都是为那些平庸的学生准备的。因为在他们看来，除了一些基本的诊治和出于临终关怀的姑息治疗外，这些专业没什么可学的。

我生来同情弱者，长大后成了一名胃肠道癌专科医生，选择将自己的职业生涯聚焦在最常见、死亡率最高、最遭人嫌弃的癌症群体上①。我下定决心以"铁杵磨针"的方式向那些乳腺科医生证明，我们也能成功，他们并不是更有能耐，只是资金更充足而已。当然，我心里很

---

① 文中所说胃肠道癌是指包括胃癌、结肠癌、结直肠癌等在内的集合。——编者注

清楚，想要实现这一目标就必须转变人们的观念，其中包括研究资金的重新分配和公众态度的改变。当我看到乳腺癌的地位不断上升——越来越多防治乳腺癌的募款赛跑、越来越多的粉红丝带、越来越多的明星签名支持我眼中"她们的"事业——我的内心就变得越发坚定。

很快，我就将这些无处不在的粉红丝带视为敌人，认为它象征着医学界对疾病关注的不公。乳腺癌总是被优先考虑，而其他癌症只能捡人家剩下的。在胃肠道癌研究上多投点钱会减少乳腺癌的经费吗？也许会，但损失一点又能怎样？乳腺癌研究这个"巨无霸"早已甩开我们好几英里①了。也该轮到我们了，我们需要找机会迎头赶上。

缺乏策略的我由于无法抑制自己的情绪，在每一次晚宴、讲座、专题演讲②录像和采访中，不顾职业生涯可能被毁的风险，不断渗透我的反乳腺癌主张。我逢人就宣扬自己对乳腺癌的怨恨和嫉妒，以至这逐渐成了我的招牌，有的听众甚至会复述我的"棕色丝带"笑话证明自己是"老粉"。我乳腺科的同事，包括我的一些好友，对我怒目而视，看样子我的发言有了一定的影响力。我确信，只要有足够多的高层人士听到我的控诉，我就能把高高在上的乳腺癌拉回地面。

现在回想起来，如果我真的成功了，莉莎（Liza）肯定就不在人世了。

---

① 一英里约等于 1.61 公里。
② 专题演讲是学术医学中心的讲座，通常由客座演讲者为医学培训生提供指导帮助。

当我在结直肠癌领域有点名气后，我常常抨击乳腺癌机构。下文摘自我多年前看似演讲实为布道的一篇文章……

"结直肠癌的最新进展"
某某大学医学系专题演讲
2004 年 3 月

首先，我要感谢主办方邀请我为贵系做专题演讲。我很荣幸代表乔治城大学来到这里，尽管天气不好，但是看到这么多人来参加我的演讲，我还是觉得非常温暖。今天，我要向大家介绍有关结直肠癌的最新治疗方法，我知道大家都很忙，但希望接下来的时间里，我们都能有所收获。对于培训中的医学生、住院医师乃至专科培训医师，希望我的演讲能让你们对我们的专业产生兴趣，不过，它更有可能会让你们确信选择皮肤科是明智之举。

首先，我想问问大家，世界上最重要的癌症是什么？猜猜看，你们不是很会考试嘛，有人知道吗？我给你们一点儿提示。到目前为止，哪种癌症得到的研究经费最多？我们正在争分夺秒地治愈哪种癌症？哪种癌症能让全社会每年拿出整整一个月的时间来唤起公众的认识？

没错，就是乳腺癌——癌症界的女王。向女王致敬！那么，乳腺癌的丝带是什么颜色？对喽，粉红色！显然大家都知道。每年一到"乳腺癌防治月"，过去叫十月，整个国家橄榄球联盟都会变得粉粉的；空乘人员会系上粉红色的领带或围巾；各个癌症中心的大厅都会被粉红色装点一新，迎接一年一度的乳腺癌节！好，下一个问题，结直肠癌的丝带是什么颜色？说说看，就你了，前面这位同学？棕色？天哪，

5

要是真有棕色丝带就好了！最好还是卷曲的大便形状，再带点……那个叫什么来着……对了，摩擦生"香"！

说白了，我就是嫉妒乳腺癌领域享有的成功，嫉妒他们有充足的经费和自己的粉红丝带。他们总是能获得更新的药物、更好的疗效、更醒目的宣传。我们胃肠道癌患者却被抛在脑后，就像住在楼梯间的继子——坦率地说，我很惊讶你们会来参加这次演讲。为什么我们的患者和请愿团体没有站起来、挥舞着干草叉，要求更多的经费、更精细的筛查和更好的治疗效果？有人说，这是因为没有胃肠道癌患者能活下来去诉说这些问题。也有人说，胃肠道癌的种类太多，患者们无法齐力发声。或许胃肠道癌患者对自己的病情感到绝望——再怎么争取权益也只是白费力气。

到底是怎样邪恶、愤怒的巨魔才会反对治愈乳腺癌呢？就连那个偷走圣诞节的格林奇①也参加了沃维尔镇的五公里赛跑，为乳腺癌的防治筹款。还有哪个窝囊废会唱反调呢？

正是你们眼前的在下。

乳腺癌已经变得近乎神圣不可侵犯，而我却在圣经地带②的中心亵渎它。正如你们所见，我强烈认为，我们应该重新调整癌症领域的资金分配，这并不是说要减少乳腺癌研究的经费，而是要让所有癌症的研究都能平等地得到资金和支持。

你们知道吗，自 1992 年以来，国防部每年拨款超过一亿美元，专

---

① 电影《圣诞怪杰》（*How the Grinch Stole Christmas*）的主人公，他原本计划偷走整个圣诞节，后来被真情感化。——译注
② 圣经地带（Bible Belt）是基督教信徒比例相对更高的地区，主要分布在于美国南部各州。——译注

门用于乳腺癌研究？我们的政府究竟是怎么想的，竟然将乳腺癌研究与制造炸弹、坦克列入相同的预算？这还要从20世纪70年代中期说起，美国第一夫人贝蒂·福特（Betty Ford）公开宣布自己患上了乳腺癌。她打破了当时的社会准则，说服国会在国防部的预算中投入大笔资金，专门用于乳腺癌研究，我想，她觉得这符合我们国家的安全利益。在华盛顿没有人敢从国防部预算中削减乳腺癌研究的经费，这会导致他们连任失败。当然，国家癌症研究所的预算可以被削减，但是乳腺癌研究的经费绝对不行。

为什么这很重要呢？因为就像飞蛾受到火光的吸引一样，研究人员自然都希望有更多的研究经费，而他们的研究都取得了令人瞩目的成果。在所有确诊乳腺癌的女性中，5年生存率超过90%。她们中大多数人可以彻底康复。当然，乳腺癌研究机构确实面临着挑战。例如，最近他们又新定义了一种乳腺癌亚型，叫作三阴性乳腺癌（Triple-Negative Breast Cancer），甚至能和最严重的胃肠道癌相媲美，只不过三阴性乳腺癌不大常见。也许我们的政府应该清醒一点，毕竟军人大都是男性，不太可能患上乳腺癌。因此，在投入更多资金研究三阴性乳腺癌之前，他们或许应该把一些看似花不完的预算拨给胃肠道癌。

雅芳（Avon）、非裔美国人乳腺癌联盟（African American Breast Cancer Alliance）、Breastcancer.net、Breastcancer.org、科曼基金会（Komen）、苏珊·乐芙（Susan Love）、全国乳腺癌组织（National Breast Cancer Organization）、全国乳腺癌基金会（National Breast Cancer Foundation）、男性抗乳腺癌组织、母亲支援患乳腺癌女儿的组织，说不定到时候还会有什么"金毛犬抗乳腺癌"组织。人人都爱抗击乳腺癌。

为什么我对乳腺癌的成功如此愤慨呢？就在昨天，我接诊了27名患者，他们全都确诊为胃肠道方面的癌症。这些人中有男有女，最年轻的 26 岁，最年长的 87 岁。在这 27 个人中，有 20 个人将会在我的眼皮子底下死去，大多数活不过明年。尤其令我痛苦的是，除了他们的家人和朋友，没有人真正在意这些，没有人会为我的患者组织游行或者筹款，大家都忙着抖掉粉红丝带上的灰尘，好为下一次乳腺癌活动做准备，他们根本不会注意到其他癌症患者正如同蝼蚁一般接连死去。

直到最近，我们才认识到癌症并非单一的疾病。了解得越多，你就越发觉得每种癌症都是独一无二的，因此从某种类型的癌症中吸取的经验很少适用于其他癌症。我们投入了数十亿美元的研究资金、耗费了数年光阴才搞懂这么点基本事实——甚至还要耗时更久才能彻底接受。（简直慢得出奇。）随着各种类型的癌症日益复杂，我们医生必须要让医疗手段变得更加专科化、精细化。

大多数大型癌症中心会将医生分成若干团队，每个团队针对一种癌症，成员们不光要有兴趣，最好还要充满热情。作为我们团队的负责人，我很像一个棒球队经理，负责组建一支拥有专业化球员的队伍——先发投手、中继投手、救援投手、捕手、内野手、外野手——大家协同合作，又各司其职。我们的团队需要乳腺科医生、呼吸科医生、血液科医生、结肠科医生等为患者提供最佳的治疗。我发现，和棒球运动员一样，负责同一种癌症的医生往往有着相似的性格特点。

乳腺癌医生总是喜欢滔滔不绝。每一个要点，哪怕是最小的细节，他们都会花时间讨论分析利弊。他们的门诊总是很耗时——我们团队要求接待每位新患者的时间为 90 分钟，而我们其他人 60 分钟就能搞定。他们到底在说什么？看在老天的份上，赶紧叫下一个患者吧。每一项理应给出明确结论的乳腺癌研究，都会产生很多细微的差别，因此需要更多的探讨。他们把每一点数据都拆得支离破碎，然后因为数据过载而晕头转向，却仍然表现得好像马上就要找到最后那点新的证据。乳腺癌医生简直令我抓狂。

肺癌的专科医生则是铁石心肠的硬汉，以男性居多。肺癌是一种很严重的疾病，患者很快就会死于这种明显自作自受的癌症——当然也有不是自己造成的。肺癌医生不带偏见，稳重冷静，不会感情用事。

血液科医生是我们团队中最聪明的成员。有啥不清楚的问他们就行了！由于他们治疗的是具有侵袭性的癌症，因此他们必须勤奋努力，迅速做出应对。但与我们许多人不同，他们的辛苦付出是有可能得到回报的——他们的患者会康复。他们非常自傲，有点像孔雀。

胃肠道肿瘤医生是癌症界的格兰芬多。我们是上帝迄今为止创造的最优秀的一群人：关心他人，充满爱心，非常努力，即便知道最终会失败，却仍然心怀希望。结直肠癌挺恶心的——至少大家都这么觉得，但我们不介意粪便的味道。人们恐惧检查（光是肠道准备就够吓人的了），担心永久性造口（实际上非常罕见），以至于很多人从来不做筛查。就连非常熟悉我工作的好友也经常问我："我真有必要做筛查吗？"

"没必要，"我平静地答道，递上自己的名片，"不过下周二你可以来找我看病。"

他们当然应该做筛查！你能想象一个女人容许自己从来不做乳腺X线检查吗？这绝对不可能。

请再容忍我几分钟，我还想多说两句。我们最初是以治疗胃肠道疾病为主的医院——我们为文斯·隆巴尔迪（Vince Lombardi）[1]提供过护理服务。他搬到华盛顿特区，担任当时红皮队[2]的教练，就像所有与华盛顿橄榄球队有关的人 [乔·吉布斯（Joe Gibbs）[3]除外] 一样，他去世了。我们早期的专家成员也是治疗胃肠道癌的先驱。

1988 年，一切都变了。就在我开始住院医师培训的那年，马克·李普曼（Marc Lippman）担任我们中心的负责人。马克是乳腺癌领域的世界领军人物。他不断地向乳腺癌研究投入资金，为隆巴尔迪吸引了很多乳腺癌方面的人才，让粉红丝带成了常规的装饰。每部电梯里都张贴着专为乳腺癌患者设计的"容光焕发"（*Look Good, Feel Better*）广告传单。在共用的候诊室里，我们开辟了"尼娜·海德房间"——由乳腺癌慈善机构出资，以此纪念因乳腺癌去世的《华盛顿邮报》时尚编辑。严格来说，这块空间原本属于所有人，现在却成了乳腺癌患者的专区。没有丝毫含糊，乳腺癌说了算！

花点时间反思一下。你有没有想过，其他癌症患者看到这些粉色装饰，知道全部资源归乳腺癌所有时，会作何感想？他们很少表达自己的怨恨——因为他们太失望、太疲惫、太嫉妒。他们会认为自己是二等公民，不值得拥有这些。非乳腺癌患者什么也不说。我强烈认为，我们应该帮他们说出自己的心声。

因此，当你下次看到乳腺癌研究的广告，受邀参加为期 3 天为

---

① 文斯·隆巴尔迪（Vince Lombardi），美国职业橄榄球联赛（NFL）的教练。——译注
② 华盛顿红皮队（Washington Redskins），美式橄榄球队，后更名为华盛顿橄榄球队。——译注
③ 乔·吉布斯（Joe Gibbs），美国橄榄球教练，曾担任华盛顿红皮队主教练。——译注

乳腺癌筹款的赛跑，或者在《新英格兰医学杂志》（*New England Journal of Medicine*）读到一篇宣称找到改善乳腺癌患者预后疗法的文章时，或许你会想到其他的癌症患者。我们真的在垂死挣扎。没有宣传，没有专项研究资金，我们永远无法为患者提供更好的治疗。所以，我希望你们也能加入我们，为非乳腺癌患者发声，帮助我们打破魔咒，倾听那些仍在饱受痛苦之人的呼喊——过去它们总是被淹没在对乳腺癌的赞颂声中。我们也需要研究资金，我们也需要"容光焕发"。

我认识一些人，他们在听完我的抱怨后加入了讨伐的行列。有人送给我一条陶瓷的棕色丝带，很可能是在初级陶艺课上做的。它差不多有一英尺①宽。显然，它是棕色的，而且还是条状，就像大便一样——当然是健康的那种，不是拉肚子什么的。我把它摆在办公室的入口处，让它迎接每个进门的人。

要是它还能摩擦生"香"就更好了。

好了，言归正传。在我把时间都用来讨伐乳腺癌之前，我要分享我们对结直肠癌的研究……

---

① 一英尺约等于30.5厘米。

11

第1章　确　诊

2006 年的感恩节周，和往年一样，学校家庭的各种活动纷至沓来。周一要领取感恩节馅饼；周二是祖父母和特殊朋友日；周三不用上学，每个母亲都盼着这一天，因为可以为周四的重头戏采购、烹饪、做其他准备。通常，我们会在感恩节去肯塔基州拜访约翰（John）的家人，但今年我们改变了计划，决定待在家里。我们邀请了我的父母和妹妹露西（Lucy），以及克劳丁·艾萨克斯（Claudine Isaacs）医生和她的家人共进感恩节晚餐。克劳丁是乔治城医院的乳腺肿瘤专家，也是我们的好友。20 世纪 90 年代初，她和约翰在乔治城医院一起接受过肿瘤科的专科培训。这将是非常忙碌的一周，因为我们要为 11 个人精心准备一场美食盛宴。

周一早上我一觉睡醒时，满脑子想的都是家里的各项事务，盘算着应该如何料理好这一切。我要先把孩子们送到学校，接着回家收拾、打扫，然后去监督派发感恩节馅饼（那是我当年组织的一次校园募捐活动）。

中午，约翰打来电话，商量晚上的安排：送儿子参加篮球训练，送女儿上钢琴课，准备晚餐，喂狗，采购周四大餐的食材。聊着聊着，一位同事走进了他的办公室。"刘医生来找我了。有什么事吗，刘医生？"他愉快地问。我以为他和刘医生有工作要谈，便趁这会儿空当快速浏览收到的电子邮件。

"你得了乳腺癌，"我听到我那个当肿瘤医生的丈夫这么说道。他的声音里透着一丝难以置信，有些哽咽。我猛地回过神来，"你开玩笑的吧？"我说。这个笑话并不好笑，但约翰喜欢挑战别人的底线，故意危言耸听来博人一笑。有时，他的笑话达不到预期的效果，比如眼前这个"笑话"就很无聊。我听见背景传来他和刘医生的说话声，他正询问她拿给他看的东西。"我没开玩笑，"他继续说，"米内塔（Minetta）刚刚给了我你的乳腺组织样本病理报告，上面说你的淋巴系统里有癌细胞。"我简直无法接受这个事实，刘医生不是我的医生，她是约翰的同事，隆巴尔迪癌症中心的乳腺肿瘤专家。我在工作活动中见过她几次，可我不知道她为什么会在工作日中午出现在约翰的办公室，告诉他我得了乳腺癌。

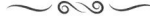

简单聊聊我的乳房吧。多年以来它们俩一直没有什么问题——尽管我是我知道的女孩中最后一个乳房发育的人。我的乳房一直很小，这令我有些失望，但现在回想起来，这也许是件好事。我的母亲虽然没有因乳房太小而困扰，但是为了安抚我的情绪，她告诉我乳房里面大部分都是脂肪，因为我很瘦，所以乳房才没那么大。对于十几岁的我来说，这算是一个小小的安慰，大多数同龄的男孩似乎对大的胸部（或者至少中等大小）感兴趣。后来，我上大学时认识了一些男人，他们似乎能够注意到胸部以外（也许是以上？）的东西。我觉得，约翰很喜欢我这样普通的身材，要不然他早就抱怨了。我听说，有些女人的丈夫会要求她们丰胸，但约翰绝不会为了满足自己的欲望就强迫我改造身体。老实说，他可能也不敢开口，毕竟他很清楚我坚决反对没有必要的手术，而且我本身极其反感这个以男性观点和喜好为主导的社会。他也知道，一旦我被逼急了，脾气会很火爆。

于是，这些年来，我们将就着利用上天赐予我的身体，享受着让彼此满意的性生活。我乳房的健康状况一直还可以。20 岁出头时，我的左侧乳房长了一个囊肿，偶尔有些疼，就诊后妇科医生建议我减少咖啡因的摄入并服用维生素 E。当我给孩子喂奶时，我的乳房任劳任怨，孩子们也都茁壮成长。我经常有乳头疼痛的毛病，我的儿子也总是排斥我的右乳房。当时的新手妈妈圣经《孕期完全指导》（*What to Expect When You Are Expecting*）说，这很可能意味着我的右乳房长了肿瘤。为此，我小小地恐惧了一阵子，还偷偷地哭过。但是在那之后，我觉得自己很傻，于是这件事就翻篇了。我不知道我儿子是不是察觉到了一些我不知道的情况。

2001 年秋天，我对乳腺癌突然有了更切身的认识——就像癌症总是来得很突然一样。一天，我的朋友，也是我儿子三年级的班级妈妈[①]霍利·理查森（Holly Richardson），把我们几个人拉到学校大厅的一边，

[①] 此职位是指美国学校中负责协助教师管理、帮助联络学校与其他家长的家长代表，类似于国内部分学校中的"家委会成员"。——编者注

说她做了乳腺 X 线检查，发现乳房里有肿块，需要做手术。当时，我是这群人中唯一没有患过乳腺癌的，于是我不假思索地开玩笑说，我感觉自己被排除在"俱乐部"之外了。她们一齐看向我，好像我是个傻瓜——显然我确实很傻——其中一位母亲惊恐地说："你不会想加入我们的！"

几天后，霍利做了手术，当我再次见到她时，她告诉我，外科医生在通知她病理结果时突然哭了，因为所有切除的淋巴结都呈阳性。我明白这表示情况很糟，癌细胞很可能已经扩散到乳腺以外的地方。我也清楚，很多人都死于乳腺癌，哪怕你只有 46 岁，而且通常外科医生在告知患者病理结果时不会流泪。（我暗暗想，以后看病坚决不找那个外科医生。）霍利显然非常惊恐，我对她说，她应该给约翰打电话，去隆巴尔迪看病，那里是美国最好的乳腺癌医院之一。约翰像对待其他人那样，为她安排打点，很快霍利就得到了收治，并开始接受化疗。在大约 9 个月的时间里，一切都很顺利——除了化疗和放疗的副作用。

霍利是地道的南卡罗来纳人，也是她所在社区的支柱，你根本想不到她会出什么问题。但偶尔，她也会在极少数人面前流露她的恐惧，就像有一次她问约翰，这会不会是她和孩子们的最后一个圣诞（约翰向她保证不会）。她继续美国参议员助理的全职工作，同时还要照顾两个孩子（一个三年级，一个七年级）；她依旧担任班级妈妈，还兼任学校的家长教师联盟主席；只要是在霍利或者她孩子们出席的活动上（哪怕是跟他们关系不大的场合），你都能尝到她亲手烘焙的小点心。我猜，她还能继续款待大家，还可以为有需要的人做好吃的，也许她的癌症没有那么糟糕……

第二年夏天，霍利一家带着她特地准备的美食开车去朋友家野餐。就在这时，她的丈夫菲尔（Phil）从车里给我们打来电话，"约翰在吗？"我把电话递了过去。菲尔告诉他，霍利的面部突然一侧下垂，头痛难忍了好几天。约翰让他们立即去急诊。很明显，癌细胞转移到了霍利的大脑，核磁共振成像很快便证实了这一点。她被送进医院，开始接受更激进、更有针对性的治疗。第二天，我和约翰去探望她，她和菲尔显然吓坏了。话说回来，碰上这样的事，谁不害怕呢？

接下来的几个月，大家都很不好过。我们想尽办法帮助霍利和她的家人，给他们送饭，轮流在医院里陪护，只要能想到的，我们都会去做；霍利的父母坐在病房里，看上去既茫然又愤怒；菲尔一脸不知所措。霍利坚持接受各种治疗，她没有向任何人（哪怕是医护人员）透露她已经看不见了。她的头皮里植入了一个装置，用来将化疗药物直接输进大脑。她努力走着去卫生间上厕所，尽量不用床边的便器，因为在她看来，那是对癌症的屈服，而且很不体面。这是一幅充满绝望、勇敢和无尽悲痛的画面。我尽可能常去看望霍利，试着帮她在学校扮演好班级妈妈的角色。我和约翰常常聊到她的情况。明知希望渺茫，只能眼睁睁看着一个人迅速走向死亡，那简直太可怕了。2002年9月30日，霍利与世长辞。她的葬礼座无虚席，那是我参加过的最悲伤的葬礼。

虽然我的乳房似乎还好，但是霍利与病魔斗争的短暂经历让我对乳腺癌有了更加直观的认识，切实地感受到这一疾病潜在的致命性。我们对目睹到的一切感到麻木和恐惧，几年来，我们这些霍利的朋友作为互助圈子一直保持联系，不仅是为了纪念霍利，也是为了在创伤后相互扶持。我们经常聊起她的故事，这总能让我们回忆起很多细节，比如她是如何发现患癌的，病情有多么严重，她走得有多快，她说过什么话等等。我们记得，她对别人不让她继续当班级妈妈而感到不可思议，尽管那时离她去世只有几周的时间了。我们低声谈论着她和我们的经历，在重温这一切时，我们都惊愕地看着彼此。

2006 年春天，霍利去世已经 4 年了。我在每月一次的乳房自检中发现左乳房的外上象限有一个硬块。我把手拿开，然后重新找到位置再次触摸，看看那个硬块是不是我的错觉。并不是。随着恐慌加剧，我的肾上腺素开始飙升。我安慰自己，我以前长过囊肿，说不定这又是一个囊肿，但我明白这也有可能不是，搞不好是乳腺癌找上了我。我必须找个有"乳房肿块"经验的人来帮我看看。我首先求助的就是约翰，说明情况后我问他该怎么办。倒不是因为我真不知道做什么，我只是想弄清楚自己是不是反应过度了。"先去做个检查。"他淡淡地说。我们决定先找我的妇科医生看一看。在医生查体并问了几个问题后，她建议我去找乳腺肿瘤外科医生做进一步检查。不过她向我保证，这个东西不太可能是恶性的。可是，当你被转诊去接受下一步医学检查时，难免会感到害怕，并且开始假设各种"万一"。

我非常幸运，刚好约翰的同事、乔治城大学的外科医生肖娜·威利（Shawna Willey）是国内外享有盛誉的乳腺癌专家，她医术精湛、为人亲切、体贴入微、幽默风趣——外科医生往往缺乏这些品质——深受华盛顿特区以及其他地区许多女性的喜爱。我马不停蹄地去找她。她给我做了检查，告诉我她认为这个肿块并不危险，但她希望我再做一下超声波和乳腺 X 线检查。放射学报告显示，我有一个"约 1.3 厘米的卵圆形实质性病变"，并建议进行活检。

接下来的周一，威利医生带我去做了超声引导的穿刺活检。实施操作的放射科医生提醒我，检查时的噪声可能会让人有些不适，虽然他们会给我的乳房打麻药，但我依然能感觉到针头刺入时的压力。让一个活塞式的器械对着乳房反复用力弹射，还是令我有点不舒服。放射科医生从容冷静、不动声色，但她理解几乎每个走进手术室的女性都十分畏惧检查和结果，因此她也很热心，很会宽慰人。几天后，病理报告出来了，威利医生打电话告诉我诊断结果：良性乳腺纤维腺瘤。

呼！我终于可以回归日常生活了！

那年 10 月下旬的一个早晨，当我洗完澡，赤裸地站在浴室镜子前刷牙时，我发现一侧的乳房有些肿胀，但我并没有太惊慌。我甚至不确定它是不是肿了。摸上去并不疼，也没有任何异样的感觉。我尽量不去疑神疑鬼，而且我也没听说过乳腺癌有乳房肿胀的症状，于是我又看了一眼，然后问约翰："你看我的右乳房肿不肿？"他依旧一副淡定的模样，说："好像有一点，你应该找肖娜看看。"我打电话预约了时间。几天后，当我们在乔治城见面时，她看起来也很淡定。我们聊了聊孩子和生活，她给我开了乳腺 X 线和超声波的检查单。我换上医院的病号服穿过走廊去做检查，然后立即赶回家参加孩子们下午的足球赛。

放射科医生在当天的超声波报告中总结道："目前尚不确定这是否是真正的病变。患者可以在下次月经来潮后复诊，并考虑重新进行超声波检查。如果病灶依然存在，可尝试超声引导芯针活检。"有意思的是，乳腺 X 线检查报告称"未见异常"。乳腺 X 线检查总是说我的乳房组织致密，很难看出其中的变化。报告还指出，大约 10% 的乳腺癌无法被乳腺 X 线筛查出来——这是我第一次碰见不喜欢的百分比。威利医生告诉我，她希望我做一下穿刺活检，我们将时间安排在几周之后。

2006 年 11 月 16 日，感恩节的前一周，我来到乔治城做活检。我坐在乳腺外科手术候诊室里，浑身发抖，非常害怕。我现在正处于下一阶段的医学调查。我知道结果可能依旧一无所获，但我越发控制不住地去设想各种"万一"，也越来越难以保持若无其事的样子。

终于，约翰来了，他看起来很担心，准备陪我一起做活检。几分钟后，医检人员叫我们进入手术室，把我扶上手术台。她注意到我很冷，便给我拿来一条暖和的毯子，让我感到些许安慰。随后，护士们带着文件走进来，一份是术前知情同意书，另一份征询我是否有兴趣参加研究，允许他们将我的乳房样本组织放入生物库。我不需要过多地考虑，我的丈夫是肿瘤医生，他长期以来倡导患者参与临床研究，而我的信仰建立在这样的理念之上：众人齐心协力，勇于奉献，每个人的生活就会得到改善；另外，我还挺喜欢填表签字的。（是的，你没看错。）胸有成竹的感觉令人非常满足，我很快就做出了"是"的选择。

放射科的 M 医生来了。她身材娇小，深色头发，举止温和。尽管手术室里摆满了金属器械，但整个空间却让人感到温馨。四周的光线很暗，方便医生看清楚屏幕，而屏幕本身散发着暖暖的环境光。我尽量躺在那里一动不动，任凭超声波探头紧贴着我右乳房的一侧，弹簧式活检针在另一侧进进出出。放射科医生承认，她用超声仪器检查时，也没看出乳房里有任何异状，因此她只能按照威利医生的指示来确定活检区域。这让医生们——当然也包括我——感到很头大。M 医生用弹簧式活检针在乳房上刺过几下之后就结束了检查，并提醒我当天回去要给乳房进行冰敷，将创伤的程度降到最低，但是我没有遵从医嘱，所以接下来的一周，我的乳房一直是青一块紫一块的。

不过很快，这就成了我最没必要担心的问题了。

如果我是一个通过正常渠道就诊的患者，那么很可能不知道什么时候才会得知自己患上乳腺癌。因为我同意将肿瘤样本放入生物库，再加上我丈夫就在负责该研究的员工的隔壁工作，所以在做完穿刺活检的 4 天后，我就从约翰那里知道自己得了乳腺癌。他甚至比做检查的医生更早得到这个消息。按照研究的常规操作，米内塔·刘（Minetta Liu）医生收到了病理学报告，上面说我提交的样本中含有肿瘤细胞。（约翰对这部分细节的记忆和我有所不同。他印象中，他之所以知道我患了癌症，是因为他被意外抄送了一份病理学报告。）

我猜，如果换作其他患者，这些报告会被发给他们的肿瘤外科医生。按照正常的流程，肿瘤医生会给患者打电话，告知他们这些改变命运的信息。刘医生也会得到这些信息，但我想她会按部就班地通知肿瘤医生，哪怕只是确保肿瘤医生看到这些信息并跟进患者。然而，报告一出现在刘医生的办公桌上，她就拿着它走进了约翰的办公室，而当时约翰正好在和我通电话。

其他医生的家属也是这样得知自己病情的吗？这是否预示着，在我漫长而又艰辛的治疗过程中，约翰会知晓一些关于我病症的信息，而我却一无所知？当然了，身边有一个了解癌症的人每天检查我的状况，监督我的治疗，并不是什么坏事。可我不知道，如果他来照顾我——尽管这是默认的事实——我是否会感觉自在。他不喜欢把他觉得我们应该如何行事的看法藏在心里。到目前为止，我在自己和孩子们的健康管理方面做得很好，我不希望感觉有必要向约翰了解情况，也不想觉得他掌握了全部信息，而我没有。但或许我又希望有人告诉我该怎么做。我到底想不想知道真正的一切呢？

"那我该怎么办？"我说，声音有点失控。"你要马上去做核磁共振和 CT 检查，今天下午就去。"约翰说。

"可我去不成！"我反驳道，"我要去学校发馅饼，还有两个小时馅饼就送到了。"我担心馅饼的运送，担心其他报名参加活动的母亲，担心没有我，现场肯定会乱成一片，"我必须得去。"

约翰不动声色，但仍然坚持，"我会过去帮忙，但你今天必须做检查。"

我不知道他对自己的患者是不是也这样（倒不是说他会插手或者承担患者和必要检查之间的日常事务）。我也不知道其他肿瘤医生会不会让患者在病理报告出来的当天就必须去做扫描。但是对他来说，肿瘤医生和丈夫的双重身份令他产生了难以控制的恐慌情绪，他觉得必须立即采取行动。他可能已经开始考虑该怎么独自抚养孩子了。几个星期以来，我一直嚷嚷着脖子疼，所以他怀疑癌细胞转移到了颈椎。再说，还有 3 天就是感恩节，如果我当天不去医院，那么至少要等上一个星期才能有结果。

我从他的语气中听出了紧张，他竟然破天荒地愿意抽时间去参加一次普通的学校活动，于是我也做出了让步。我及时赶到学校，收取了馅饼，没让前来帮忙的人看出什么异常，尽管我的内心已是波涛汹涌。约翰来了，我们尽快平静地整理好馅饼，然后离开。

约翰的现身还是引起了注意。我们读五年级的女儿埃玛（Emma）在前厅碰到了他，立刻察觉出了异样。"你来这里干什么？"她问。"我来帮妈妈分馅饼。"约翰随口答道。

"哦。"她半信半疑，然后返回了教室。

约翰提前给我父母打了电话，让他们去学校接孩子。他把事情的原委告诉了他们。我不想和任何人说话，甚至不想说出自己得了乳腺癌。我一直在挣扎，一面试图在他人面前强装镇定，一面又努力消化发生在自己身上的事情。而且，我确实感受到了这一切就发生在我的身上：你生了什么病？你需要做什么？你应该去哪里？

　　当然，还有曾经发生在霍利身上的事。

第 2 章　　癌症的召唤

　　我出生在这样一个家庭，我相信父母说的我可以成为我想成为的任何人：毕竟我拥有与生俱来的天赋、一流的启蒙教育、父母的关爱与支持，而且不必为金钱发愁，更不用说我还是一个白人男性。母亲患癌是我第一次经历挫折，第一次真正失去亲人，是我心中永远愈合不了的伤口。几年后，我们家陷入了经济困境。从 13 岁到 16 岁，我仿佛"参加"了一场"学会失去"的速成培训。我深刻地体会到前一分钟还拥有一切，后一分钟就全部失去的感觉。我明白了，生命是极其脆弱的。生存期间需要时刻保持警惕，需要有人不断巡视，防止狼群偷袭，让人们有口饭吃。失去的感觉令我恐惧。我讨厌寒冷，讨厌饥饿，无论在大街上还是在荒郊野岭，我都活不下去。（家人们戏称我为"豌豆王子"。）

　　我渐渐执迷于维持和保护我的家庭和生活方式，至今仍然如此。我知道，无论我们做好多么充分的准备，都有可能遭遇突如其来的不测。一想到这些，我就会血压升高，心跳加速，于是搭建起更多层保护措施，为我们的生活再筑一道安全网。癌症夺走了我母亲的生命，紧接着我们家遭遇了自己的"黑色星期二"[①]，这些成为我活下去的最根本动力。我不会让癌症再次伤害我的家人，我要治愈癌症，同时为家人提供稳定的经济保障。

1961年，我出生在肯塔基州的法兰克福，家里还有一个哥哥和一个妹妹。我在列克星敦长大，父母都很疼爱我，我们家就是附近孩子们的乐园。我念的是镇上最好的学校，并且利用一切机会参加各种活动，从基督教青年会的印第安向导（当然，这种说法现在不再政治正确）到篮球、足球、少年棒球联盟，以及世界旅行。我爱出风头，组织过夏季后院集市，在地下室里开设了迷你高尔夫球场和万圣节鬼屋。我以10岁男孩特有的粗俗幽默和杰出口才，逗得大家开怀大笑。我一直都想当医生，因为我热爱科学，也喜欢看人的裸体。

一直以来，我的父亲都是个"有趣"的家长：充满创造力、诙谐幽默、热情、爱冒险、能容忍别人的一切缺点。尽管他工作很辛苦，但总是下午5点一下班就回家，和我们这些孩子一起玩耍。他喜欢船和新奇的小玩意。父亲不仅有想法，还是个有"大智慧"的人——在我看来，这是他最令人钦佩的特质。他成功地开发了位于肯塔基州小镇与75号、64号州际公路出口之间的农田，建造了包括克罗格杂货店、药店和当地专卖店在内的主题单排商业区，为这座小镇带来了就业机会和便利的交通。

尽管我和母亲一起生活了将近14年，而且我还是个"妈宝"，

[①] 原本是指1929年10月29日的美国股灾，此后，美国和全球进入了长达10年的经济大萧条时期，而那一天正值星期二，所以也被称为"黑色星期二"。——译注

但我对她的印象却很模糊，感觉缺失了大段的记忆，或许它们被我尘封了起来。残存的那部分记忆肯定被我理想化了，逝去的母亲成了圣人一般的存在。我母亲掌管着全家的大小事情。她非常注重细节，把我们和身边的每个人都照顾得井井有条。她让我们家成了安全、温暖、观往知来的港湾，她是我父亲这艘船上的舵——事实上，尽管她并不喜欢父亲的那些船，但它们都是以她的名字命名的，每艘船都叫"简夫人号"。

母亲为我们树立了生活的准则。她非常重视责任，对他人、对上帝，对于发挥自己的潜能；她深受大家的尊重、珍视和爱戴；她对他人的关爱和照顾让人根本察觉不出她是个有点自恋的人；她非常漂亮，或者说是优雅更恰当；她喜欢高档服装，喜欢去欧洲旅行，去纽约购物，热衷于向肯塔基州中部的邻居们展示最新的时尚穿搭。重要的是，她要表现出自己的高雅老练，让列克星敦的人了解外面的世界在流行什么。

和如今的许多父母不同，我在学校或其他方面表现出色时，父亲从来没有夸奖过我。我们家不会摆放任何奖杯。他总是说："如果连你都做不好，那谁还能做好呢？"父亲总爱在他的朋友面前夸耀我们兄妹，却很少直接表扬我们。于是，我便形成了自己的一套期望体系。我总有一种想要获得成功的冲动。每当我在学校拿到好成绩，在事业上取得新进展时，我想到的都是同一句话：

"如果连你都做不好，那谁还能做好呢？"

和许多父子一样，无论我做了什么，我都得不到那个渴望已久的"奖赏"，我换来的只有失望；我下定决心，绝不让任何人失望。

参加教会活动是我们生活中的重要部分。作为浸信会教徒，我们

25

每周日早晚和每周三晚上都要去教堂。我加入了青年唱诗班，和我在教会最好的朋友蒂姆（Tim）一起高唱赞美诗和国歌。我们唱得很棒，我甚至感觉自己去百老汇唱音乐剧指日可待。（那会儿我还不懂得，不要把别人对你的夸奖太当真。）在加略山浸信会教堂，我发现自己很喜欢面对观众。

浸信会经常举办圣经训练来折磨年轻人。这是一场令青少年极具压力的公开比赛，它奖励那些能最快找到圣经经文、背诵最多经文（理解经文的含义则没奖励）和晦涩的圣经知识的人，而这些东西会在你的课业真正开始变难时被匆忙塞进你的脑子。我讨厌圣经训练，但它却让我第一次有了公开演讲的机会。为了避免因为毫无准备在上帝和大家面前出丑，我尽最大的努力去熟悉经文，而当我卡壳时，我就会说些笑话来救场。虽然浸信会教徒不允许跳舞，但他们确实蛮喜欢笑的。

我永远感激母亲对我的教导。她告诉我去哪里找到上帝，如何与上帝交流，以及更重要的——如何聆听上帝的教诲。她一生遵循的原则是：你愿人如何待你，你就要如何待人。

在 20 世纪 60 年代末，她被诊断出患有非霍奇金淋巴瘤，当时我只有 8 岁。我对她早年的治疗毫无印象，毕竟在那个年代，几乎所有人（尤其是孩子）在面对严重疾病时都会躲得远远的。我们继续享受美妙的童年生活：忙着学习和运动，在街坊四邻中捣乱。我没有注意到母亲掉了很多头发，她不再过问家里的事，也不去主日学校授课了（现在想来，我不确定她是不是真的停止了教书）。至于为什么把我和妹妹送到达拉斯和表姐妹们一起过暑假，似乎也不是我们应该打听的事。反正一切都会好起来，她的病也会好转，用不着担心。

　　我最后一次见到母亲时，她蜷缩在医院的病床上，体重不到 80 磅①（约 36 千克），连道别的话都说不出来。那次探望之后过了几天，我们兄妹三人在车道上和邻家的孩子一起投篮，这时父亲把我们叫过去，告诉我们母亲去世了。当时她还不到 40 岁，而我才 13 岁。现在回想起来，我确定邻家的孩子肯定是受到他们父母的叮嘱才来陪我们玩儿，并在我们得知消息后安慰我们。

　　我父亲鳏居的时间并不长。母亲去世后不到 6 个月，他就和高中时代的恋人结婚了，对方有两个和我们差不多大的孩子。我们发现，原本那个传统的核心家庭变成了一个复杂、麻烦的重组之家。不久之后，我们家遭遇了自己的"黑色星期二"。由于购物中心的业务迅速发展，一笔大额贷款突然收回。几乎转眼之间，我父亲的生意急转直下，全盘崩溃，最终破产。母亲去世后没几年，我们富足无忧的生活就这样结束了。父亲不得不亏本卖掉一切。一个立志成为肿瘤医生（至少是个不错的肿瘤医生）的人，背后通常都有一个与癌症有关的家庭故事，这就是我的故事。我意识到，如果我想重拾童年的初心，彻底摆脱经济困境，就必须开创自己的未来。虽然进军百老汇的梦想破灭了，但从医能让我拥有稳定的收入。

　　重组家庭带来的压力迫使我不得不逃离，于是我去了弗吉尼亚州亚历山德里亚的圣公会寄宿高中。（巧的是，我的妻子莉莎当时就在街对面的公立高中上学。）在正规的寄宿学校，除了运动时间以外，我们都必须穿夹克、打领带；周围只有男生，校园里充斥着有百年历史的霸凌文化。母亲去世后，我重新找回了有条不紊的生活节奏，我

---

① 一磅约等于 0.45 千克。

终于又走上了正轨。

我高中最好的朋友说服我申请杜克大学。他说，一起去杜克岂不是一件快事，但后来他背弃我去了威廉姆斯学院。1979 年，父亲把我送到北卡罗来纳州达勒姆的新宿舍，给我买了 12 罐啤酒，拥抱并亲吻了我之后就开车回家了。没有迎新讲座，没有和新室友聚餐，也没有人提醒我应该好好上课。纷乱复杂的家庭关系，毫无头绪的大学生活，随波逐流的我犹如不系之舟，彻底迷失了方向。几个月后，我的成绩开始下滑。旷课、用各种新式药品自我麻痹，去医学院念书的机会与我擦肩。我有很多好友，却无比孤独。

在杜克大学的第三年（也是最后一年）——我需要提前毕业以节省开支——那是我人生的低谷，我躺在西格玛·希（Sigma Chi）兄弟会的铺位上绝望地祈祷。我为自己荒废了大学时光而忏悔，我恳求上帝的帮助，尽管我根本不知道自己想干什么。第二天，我站在兄弟会门口，给当晚的第一桶酒装龙头（这是社交主席的工作），我抬起头，看见了莉莎。她简直美得不可方物，浑身上下充满魅力，就像一个天使，一个"性感"的天使。我知道这听起来很老套，在我向上帝祈祷后不到 24 个小时，我知道她就是我的答案。这是我有生以来第二次感到上帝在背后推了我一把。我恋爱了。我们共度良宵，我得到了一个非常美妙的吻。我告诉西格玛·希的同伴，我找到了命中注定的那个她。我们是截然不同的两个人，莉莎品学兼优，按时去教堂，做事认真负责，而我是个卖药、嗑药、整日逃课、毫无道德底线的危险分子。熟悉我们俩的人听说我们在一起时都很惊讶，毕竟我们的名声有着云泥之别。但是，我和莉莎都对这份感情坚定不移。

因为上帝派来了莉莎，我才奇迹般地重新找回了自己的使命。我真的很想当医生，不是随便什么医生，而是治疗癌症的医生。我希望有所作为，在莉莎和上帝的帮助下，我会让癌症治疗变得更好。于是，莉莎一毕业，我们就结婚了。她进入法学院学习，我去了医学院。我们在华盛顿特区找到了工作，然后买了一栋房子，养育了一儿一女。

　　然后，莉莎得了癌症。

第3章　检　查

2006 年 11 月 20 日，星期一下午 2 点，我进入了一个新的次元，一个充满嘈杂的机器声、听不懂的字眼和陌生的检测仪器的世界。接连向我袭来的还有一大堆熟悉的医疗元素：医生、表格、护士、表格、候诊室、表格、针头以及更多的表格；它们原本平平无奇，现在却有了特殊的意义。

我和约翰前往乔治城，想弄清楚病情发展到了什么地步。约翰知道我一直担心有天要做核磁共振检查，他建议我吃一片阿蒂凡（Ativan）①。我总是随身携带这种药来缓解我坐飞机出行的恐惧。这个毛病是我有了孩子以后患上的，我老是担心如果我们俩遭遇飞机失事丧生，他们该怎么办？不知怎的，我擅长把事情往坏的方面想，想象灾难发生时的每一个细节。意外的是，当我患上癌症时，我反而没花太多工夫去想病情会有多糟，或者有什么可怕的后果。也许，我想象灾难的"宝贵技能"让我获得了内心所需要的平静，因为我知道，无论发生什么，

_____

① 即劳拉西泮，用于缓解焦虑症状。——译注

我们都会做好准备。

我换上医院的病号服，他们给我静脉注射了造影剂，然后走进摆着大得吓人的核磁共振仪的房间。我不得不摆出扭曲的姿势，好让自己面朝下趴在带软垫的平台上，并将裸露的乳房放进平台上的两个开口中。技术人员给我拿来了枕头和温暖的毯子，想方设法确保我尽可能舒服一些。（我有没有说过我超爱医院里暖和的毯子？）如果你原本颈椎就不舒服，那么长时间双臂举过头顶、脸朝下趴着，只会加剧这种不适。我感到很孤独，技术人员在玻璃的另一侧，我只能从耳机里听到她那虚无缥缈的声音。在阿蒂凡和耳机里传来的当地古典音乐节目的安抚下，我在机器里趴了45分钟，感觉有点昏昏欲睡。

接下来，我和约翰来到放射科，对胸部、腹部和骨盆进行CT检查，检查身体其他部位是否存在癌细胞。扫描后，一位放射科医生看了我的CT结果，说她没看出来有什么值得担忧的问题。他们会持续关注我肺上一个不确定的"东西"，但当时他们并不是特别担心。现在，我们只需要等威利医生收到报告——这让我们的感恩节周末有些不大好过。

然而，今天的事还没有结束。孩子们还在我父母家，我们得去接他们回来，告诉他们一些情况。开车途中，大部分时候我们都很沉默。我和约翰一向对孩子们十分坦诚，无论过去还是现在，我们之间都很少有秘密，当然，我们不打算从此刻开始对他们有所隐瞒，也不想让他们太过害怕。约翰的职业减轻了他们对癌症的恐惧，毕竟在我们家，癌症是餐桌上常聊的话题。

然而，他们心里十分清楚，无论医生拿出什么治疗手段，无论他们的医术有多么高明，人们都有可能死去。13岁的查利（Charlie）是霍利·理查森女儿的同学，霍利患病后，他目睹了癌症（特别是乳腺癌）对一个家庭的伤害。此外，两个孩子早已知道，他们的父亲在 13 岁时因为癌症失去了母亲，因此年轻的母亲死于癌症的可能性很大。我和约翰决定只告诉他们我们已经知道的结果，而不去讨论即将面临的无数种可能。"妈妈得了乳腺癌"似乎是个重要的开场白。"下周她要做手术，切除右侧乳房，之后还要进行化疗。目前看来，她除了乳房以外，身体里没有癌细胞。给她看病的都是很优秀的医生。"我们决定由约翰来宣布这些消息。因为我稍一激动就会流泪，如果要我面对那两张我无比深爱的脸，望着他们充满期待又天真无邪的表情，再说出那样的话，我可能会控制不住自己。

当我们到达时，我父母在门口将我们迎了进去，但很快就退到一边，好让我们一家单独相处，也可能是不想再听一遍我患癌的消息。我和约翰、查利、埃玛坐在我从小长大的家中的起居室，周围的事物承载着我美好的回忆。约翰复述了我们在车上编好的剧本。我努力不让自己哭出来或者表现出害怕的情绪，而是装出一副自信的模样。我知道，约翰也很难讲出口，但他是个好演员，而且在宣布坏消息方面颇有经验，所以他做得很成功。

查利当时正在忙着恋爱、完成八年级作业、踢足球、打棒球和申请高中学校，听我们说完这些，他问我能不能好起来。我们回答说感觉没问题，他似乎很满意。我以为 10 岁的埃玛会更担忧，但她也准备好接受现实，继续前进。

这道难关算是过去了。我和约翰得知了一个可怕的消息，我们将它处理后告诉给孩子们和我的父母。我们收拾好孩子们的东西，向我父母表示由衷的感激，谢谢他们在我们最困难的时候第一时间出现在我们身边并给予帮助。然后，我们 4 人开车回家了。

自从早上起床，我们的生活发生了翻天覆地的变化，我们想寻找一丝喘息的机会。我和约翰钻进被窝，准备睡觉，没有像往常那样读书或者看电视，而是互诉衷肠，为发生在我们身上的事感到难过。我们亲吻之后就各自睡觉了。事实上，我不知道约翰有没有睡着，而我在面对巨大压力时的反应之一就是睡觉，这还蛮管用的。

其实，我们通知坏消息的征程才刚刚开始。第二天一早，我和约翰去学校见了校长，告诉他我们家的情况。他看起来有些意外，但并不震惊。毕竟，他过去和霍利打过交道。他为我们提供了可能需要的一切支持。然后，我们来到孩子们所在的班级，跟老师们打好招呼，他们表示了真诚的关切和同情，并愿意慷慨地给予帮助，保证满足我们的任何需求。

走访完教职员工，这次轮到我在走廊上向其他母亲宣告我患了乳腺癌。虽然分发馅饼就发生在前一天，但感觉好像已经过去了几个月。当我站在霍利曾经站过的地方说着同样的话时，我的声音颤抖了。因为学校有在感恩节前举办音乐会的传统，所以每个母亲都在现场。

消息很快就传开了。我甚至还没来得及通知我在学校最好的朋友，她就已经知道了。我忍不住将这件事告诉别人，不知怎的，反复说着自己得了癌症让整件事变得更加真实。疾病很快就会影响我的生活，我需要在"传话游戏"把内容传走样之前说出事实。而且，我总喜欢把心事挂在脸上，因此还是讲出实情比较好。每个人都给予我最大的体贴和同情。当然，霍利的影子无处不在。接着，我和父母来到礼堂参加一年一度的演出，各个年级和音乐小组都要表演一段音乐剧，现场洋溢着甜蜜和欢乐的气氛。我第一次暗暗告诉自己："我要好好享受这一刻，毕竟我还可以享受它，也应该好好享受它。"我确实做到了。

感恩节的前一天，我们又去乔治城做检查，还和医生见了面。由于我总说自己的脖子疼，他们便给我安排了全身骨扫描，检查癌细胞是否出现转移，而这需要给我身体里注射更多的东西。我不知道这些外来物质会不会致癌。（哦，对了，我已经患癌了。）我静静地躺了很久，等待骨扫描仪缓缓扫过我的身体。约翰陪我一起坐在狭小阴暗的房间里，看着机器一点点往下放，我们还开起了玩笑。好消息！我的骨头里没有癌细胞，脖子（颈椎）里也没有。约翰高兴地"呜呼"了一声。我没想到他对我疼痛的脖子竟然如此担心，也不知道那可能预示着什么。检查结果显示，我全身上下的所有关节都有关节炎。好吧，但愿我能活到饱受关节炎困扰的那一天。

最后，我们去见了肿瘤外科医生肖娜·威利，以便搞清楚我到底得的是哪种乳腺癌。我环顾了一下候诊室里的其他人，不知道她们是来做常规乳腺 X 线检查，还是出于其他更可怕的理由。没有人看上去是开心的。我知道，我们自己的脸色也好不到哪儿去。终于，我们被领进了检查室。威利医生以朋友的身份和我们打了招呼，但很快就恢复了医生的客观冷静。约翰在医院外面碰见患者时也会表现出这样的转变，我见过好几次。

威利医生先从"好"消息说起。她说，CT 结果表明乳房以外没有发现癌细胞，但她提醒道，CT 无法显示一切。她还说，核磁共振成像和 CT 都表示乳房里有癌细胞，但这两种扫描都没能找到真正的原发肿瘤。事实上，就连穿刺活检也没有找到原发肿瘤。唯一能够证明我患了乳腺癌的就是活检时空心针抽取的我淋巴系统里的肿瘤细胞碎片，这意味着她无法得知我乳房中肿瘤的确切位置，也不知道肿瘤有多大。她能确定的是，肿瘤试图通过淋巴系统向我身体的其他部位扩散，因为他们在淋巴中发现了癌细胞。

当确诊乳腺癌时，许多女性会面临肿瘤切除手术和乳房切除手术的选择，前者只切除肿瘤及其周围组织，并尽可能多地保留乳房，后者则需要切除整个乳房。然而，我连做选择的机会都没有。因为谁也不知道我肿瘤的确切位置，而且癌细胞已经转移，扩散到了整个乳房。这样一来，事情反倒简单了。做治疗决策往往很痛苦，因为无论我们对病情有多么深入的了解，也无法知晓每种方案带来的所有潜在后果。而等待我的将是许许多多艰难的选择，我因为疾病的打击不知所措，感觉自己根本无力做出任何决定。

也许你以为，有个当肿瘤医生的丈夫可能是近水楼台，但约翰的专业是胃肠道癌。一般社区的肿瘤医生会接触各种类型的癌症患者，因此对每种癌症都有一定的了解；但在学术领域，肿瘤医生属于专科医生，他们对自己专长的肿瘤了如指掌，却对其他癌症知之甚少。约翰知道威利医生是全国知名的乳腺癌专家，因此会听取她的意见。他也会尊重我的意愿，毕竟最终我才是不得不亲自面对这些决定及其后果的人。

威利医生告诉我的最重要的信息，就是我的活检结果表明我患的是三阴性乳腺癌。我从来没有听说过这种病。我只知道雌激素受体和孕激素受体，知道它们可能是阳性，也可能是阴性。我问威利医生什么是三阴性。她说，这表示我的雌激素受体、孕激素受体以及 HER-2 蛋白均为阴性。

她没有告诉我的是，三阴性乳腺癌是最严重的乳腺癌之一。由于这种肿瘤的生长不受激素的影响，目前许多较为成功的药物对该疾病的治疗毫无效果。此外，三阴性乳腺癌相对罕见，只占所有乳腺癌的

10%~ 20%，因此科研人员很少肯花大力气去研究它的最佳治疗方法。与其他种类的乳腺癌相比，三阴性乳腺癌的侵袭性最强，预后较差。大约有 40%~ 50% 的病例会出现复发[1]——这是我在研究病情时，又一个非常不愿意看到的百分比。

在威利医生和我们谈话的时候，我对这一切一无所知，我想约翰也是一样。当时，三阴性乳腺癌还是一个出现不久的新名词，因此他听得很认真，想弄明白我的诊断信息。他看上去有些担忧，这反而令我更加不安。尽管威利医生一直保持乐观的语气和态度，但我只要看着他们就能感觉到我的诊断结果不太妙。

接着，威利医生大致介绍了今后的治疗过程：先进行手术，再接受化疗和放疗。在术后 7~10 天里，我的腋下需要插着两根管子，引流乳房切除部位的渗液，以促进伤口愈合。必须每隔 12 小时清空一次引流管，并测量排出的液体，直到它低于 10 毫升才可以拔管。这听起来很恶心。我不喜欢血腥的东西，尤其是自己的血。她给我开了一副特殊的胸罩，我可以在术后穿上它，看起来就好像我右侧的乳房还在，不过它很柔软，不会对我的前胸造成压迫。特制胸罩还可以固定引流管的球囊，以免它松动或者挂住什么东西。只要我还需要佩戴引流管，就不能开车。

在面对改变人生的大事时，我们往往会胡思乱想，而我则专注于各种琐事。我刚买了一辆手动挡汽车，我喜欢开着它到处跑。术后恢复期间，我问医生能开车吗？"不行。"她说。这个回答加剧了我的

---

[1] "Triple−Negative Breast Cancer", www.breastcancer.org/symptoms/diagnosis/ trip_neg, September 9, 2019.

绝望。而这仅仅是个开始。她向我说明了我将来会用到的乳房假体、带有装假体口袋的特殊胸罩，以及购买途径。她提醒我要当心患上淋巴水肿，因为乳腺癌的治疗会对淋巴系统造成损伤，乳房被切除一侧的手臂可能会出现肿胀。她列出一长串我今后必须避免用右臂去做的事：举起超过 5 磅（约 2.27 千克）的东西，被蚊虫叮咬或者抓伤，修剪指甲等。这简直是强人所难。蚊虫叮咬和抓伤要怎么避免？不能超过 5 磅重的东西，开什么玩笑？这算重量吗？一加仑①牛奶就有 5 磅重了。难道我从车上搬点吃的用的还得要别人帮忙？讨论还没结束，我就想开口反驳，但还是忍住了。我下定决心，一定要想办法克服这些限制，而且绝不让自己患上淋巴水肿。

在我还没想好该怎样应对那些难以置信的不便时，威利医生已经讲到了化疗和"新辅助治疗"的选择，后者在乳腺癌治疗中变得越来越普遍。新辅助治疗是让患者在术前先接受化疗，以缩小肿瘤，从而让女性拥有更多的手术选择，比如用肿瘤切除术代替乳房切除术。威利医生在当天的报告中说："我认为，即使我们通过化疗达到临床效果，她仍然需要切除乳房，因为这种肿瘤难以成像和被识别，即便是现在，我们也不好评估临床效果。"她还提到，先做化疗会让我们很难对癌症进行"分期"，也就是说，无法充分了解癌细胞的扩散程度。这有可能影响后续的放疗，妨碍我们对肿瘤展开进一步研究，也许会让我们错失关于预后和治疗选择的宝贵信息。

克劳丁·艾萨克斯医生来到乳腺外科门诊，以经验丰富的乳腺肿瘤专家和我们好友的双重身份加入到讨论之中。约翰、威利医生和克

---

① 一加仑约等于 3.79 升。

劳丁的谈话声在我耳边不断回荡。我坐在小会议区的扶手椅上，而医生们则围在桌边研究我的病例。

约翰提出了几个问题，我敢说那肯定相当要紧，但我实在听不懂他们说什么。唯一确定的是，我对病情和治疗的了解还不充分，没法做出决定。威利医生在她的报告中指出，我"急于要求安排手术"，显然我明确表示过希望尽快摘除患癌的乳房。失去乳房压根就不在我烦恼的问题之列。我说过，我没有那么在乎自己的乳房。我的意思是，有作为身体一部分的不舍，但是没有情感上的留恋。查利说，他曾经看到一件 T 恤，上面写着："没错，它俩是假的。那对儿真的差点要了我的命。"我深有同感。

威利医生、克劳丁和约翰是同事，他们习惯了背着患者讨论最佳的治疗方案，可我感觉他们似乎忘记我这个患者就在房间里。商量结束后，他们看着我，兴高采烈地宣布："他们讨论出结果了。"我既麻木又困惑，只是淡淡地笑了笑，站起身来。他们确实有了一个计划：在感恩节后的星期二，也就是 6 天之后进行手术。

但是，没有人提到乳房重建。手术后的几年里，我认识了很多女性，她们都在最初的乳房切除术中进行了重建，我心里一直在犯嘀咕，为什么当初我没有这样的机会。我很生气，没有人告诉我有这样的选择，也没有人解释为什么我不能像她们一样重建。显然，大家都非常担心，我患的是三阴性乳腺癌，具有侵袭性。癌细胞已经扩散到了淋巴系统，他们希望我做一个能快速痊愈的简单手术，以便尽快开始化疗。此外，放疗可能会对我胸前的皮肤造成影响，从而改变重建的方式，搞不好会让我的胸部"毁容"。

接下来我要见的是刘医生，我们选她作为我的肿瘤主治医生。鉴于我们和克劳丁的关系，她不可能成为我的医生。我是在工作活动中认识米内塔的，隆巴尔迪的每个人都钦佩她的智慧、细致、护理能力和体贴。我们打招呼时气氛有些沉闷。后来我向约翰发牢骚说，隆巴尔迪每一个认识我的人似乎都在用我常说的"肿瘤医生式的悲哀神情"看着我，就好像他们知道一些我不知道的事似的。每当看到这种表情，我就会觉得很害怕。当然，米内塔也流露出了同情的神色，但她很快就换上了肿瘤医生的专业态度，开始讨论我的化疗方案。只要他们确认我从手术中彻底恢复，就会立即对我实施化疗。

她还提到了新辅助治疗。但是，在和威利医生商量过后，我很确定自己不想接受这种方法。我的肿瘤很难定位，我不知道他们该如何判定化疗的效果。此外，任由癌细胞在我体内为非作歹，而他们只给我输入一些天知道有没有用的化疗药物，这对我毫无吸引力。米内塔支持我选择传统的先手术后化疗的方式。她向我解释了化疗方案和定期验血的相关事宜（以便了解我对化疗的反应）；如果一切正常，就会开始化疗。她还详细介绍了各种药物可能产生的副作用，以及我会参加的一些临床试验。我将在手术后到她的办公室复诊，以"新肿瘤患者"的身份进行全面检查和探讨。"挺好的，到时候再说。"现在我已经筋疲力尽，应付不了更多信息了。

我祈祷我所做的决定能够彻底治愈癌症。我多么希望，只要朝喉咙里喷点雷达杀虫剂，就能消灭散布在我身体里的癌细胞。在经历一连串的信息轰炸和艰难抉择后，回家为第二天的感恩节准备晚餐，对我来说反倒成了一种解脱。孩子们为放假欢呼雀跃，我看着他们，看着约翰，看着自己的家，所有的一切都在提醒我：纵使生活多有磨难，也要心怀感激。

第4章　体　征

　　医生与患者最基本的接触叫作"病史采集与体格检查"或者H&P。这是一种目的明确的标准化流程，兼顾了全面性和高效性。首先，我们要获取患者的详细信息，重点关注其最直接的诉求、病史、常用药物、性伴侣、吸烟习惯、运动习惯等；接着，我们进行体格检查，亮出手中的听诊器，让自己看上去像么回事，最后，给出我们的想法和建议。

　　这一过程的基本原则是对常见的症状和体征进行诊断。症状就是患者提供的线索，相当于一张千块拼图中的碎片。有的碎片可以帮助我们拼出最终的诊断结果，有的碎片则与这张拼图无关，只是不小心被装错了盒子，任你再怎么努力也拼不上去。许多症状会让医生开出毫无意义的检查单，还有一些症状却被错误地搁在一旁——这倒是正中维权律师的下怀。为了不放过哪怕最细小的线索，我们都会敦促患者将一切告知我们。

　　老师和前辈教导我们，每次接待患者都要从头问起：不要想当然地以为情况和从前一样，也不要错过任何新的细节。我走进检查室，接诊一位例行复查的胃癌患者。在简单的寒暄后，我问他："感觉怎么样？"此时此刻，这并不是礼貌的问候，而是有目的地进入 H&P 环节。他从胸前的口袋里掏出一个线圈本，上面工工整整地列出了症状："我胃疼，气短，体重下降，行走不便，感觉肋骨上有个肿块但不大确定，反正一戳就疼。"

瞧瞧这份清单，多详细！我该从哪个问题入手呢？此刻是早上 9 点半，而我已经晚点了，隔壁还有一个患者在等我，因此效率和速度至关重要。这份令人赞叹的症状清单到底涉及一个问题，还是好几个？我们要解决多少张"拼图"？这些症状是新出现的还是原本就有？患者肋骨疼痛是胃癌转移，还是仅仅因为戳得太多引起的压痛？气短是由于肺部有血栓还是心情焦虑？我们仔细确认了情况，包括他最近的饮食、有没有做什么新的运动、吃过什么新药等，想从中找到可以解释这些症状的线索——拜托千万别是癌症复发。问遍了所有的可能，我依然无法百分之百确定他的肋骨疼痛"不要紧"，于是我安排他当天做了 CT 检查。他一脸平静地去放射科做检查，直到检查结束后马上联系我。忙完门诊，我看到他的电子邮件，怀着既好奇又紧张的心情去放射科查看结果。谢天谢地，扫描是阴性的，化验结果也正常。看来不是癌症复发。

我简短地回复了邮件："……放心，扫描正常，化验正常。这几天吃点抗酸剂，没事别老戳肋骨。6 个月后见。"

有些患者是那种所谓的"万事通"，他们提前评估了自己的症状，并向我们宣布诊断结果和他们谷歌搜来的推荐治疗方案。我们的职责仅限于认同他们的判断和治疗计划，并对他们的聪明才智表示感谢和敬畏，然后开个处方。（话说，咱们能把这种功能植入手机吗？）未来，我可能会被这样一套程序所取代：患者在手机应用中输入症状，然后在从星巴克远程办公回家的路上，开车到当地 CVS[①]的取药窗口，扫描安泰保险／诊断条形码确认身份，通过视网膜进行复核后，拿到处方。更妙的是，届时将有无人机专门为患者送药。不用换病号服，没有检测探头，更不用与人接触即可完成就诊。

就像这位胃癌患者的情况一样，我们好不容易将患者提供的看似随机的症状串联起来，接着会整理出一份"鉴别诊断"清单，即列出最有可能的几种诊断，并附上我们对症结所在最接近的猜测。体检结束后，我们会确认并完善这份清单，要么直接给出诊断结果，要么做化验进行证实，或者两者兼而有之。然后就到了治疗的阶段。

体征检查则要简单得多，它非常客观，是体格检查的一部分，且检查结果只能为"是"或者"否"。我们在医学院的课本和讲座中学习了各种体征，但是当你亲自发现一个体征，并且它和病理诊断结果完全吻合时，你还是会激动得喘不过气来，忍不住想在患者面前大呼"尤里卡"[②]。体征就像那种大块的幼儿木制拼图。只需一块画有一对登上诺亚方舟的长颈鹿的拼块，你几乎就可以肯定结果是什么。比如，我的胃癌患者左锁骨正上方有一处坚硬、肿大的淋巴结——魏尔啸淋巴结——它直接就宣判了死刑。无须其他检查，只要基本观察。体征不需要解释，有些甚至不需要后续化验。体征就像宗教体验一样，想要看到它，你就必须去寻找。

一天早上，我和莉莎正在做起床后准备。我在刷牙，莉莎刚洗完澡，没穿衣服，弯着腰在水槽边照镜子。当她身体前倾时，我无意中

---

① CVS 是美国一家药店和保险企业。——译注
② 源自古希腊语 eureka，意思是"我发现了，我找到了"。——译注

扫了一眼她的胸部。不用细看我就能确定，那里有一处体征。她的右乳房不大对劲。当她前倾时，那里的皮肤有点凹陷，好像被表面下的什么东西给扯住了。导致这种情况的因素并不多，鉴别诊断清单很短。几乎可以肯定，这就是乳腺癌；如果涉及皮肤，那就是炎性乳腺癌，一种致命性很强的疾病。这是一块有用的拼图碎片。

我什么话也没说，咽下了已到嘴边的"尤里卡"。

我不想让她难过。就算我告诉她也无济于事。没错，我擅长分享坏消息，用通俗易懂的方式解释复杂的概念。我爱她，我们是完美的一对，这理应是我的职责，她讨厌被蒙在鼓里，我应该告诉她，但我没有。毕竟，我只是眼角扫到了她凹陷的乳房组织。也许我没看清楚，也许我记错了体征。我们继续着早上的例行公事——吃早饭，看体育版，快速浏览日程表，可是她凹陷的胸部不停地侵扰我的每一个想法。

莉莎并非没有察觉到她右侧乳房有问题。她说感觉它怪怪的，好像肿了一样。她去见了肖娜·威利，乔治城大学乳腺团队的负责人。对方询问了她的病史，对乳房进行检查，但是我们却无法复现她前倾时乳房被扯住的状态。体征消失了。乳腺 X 线检查也没什么发现。"上帝，但愿是我搞错了。"

肖娜说："做个活检确认一下吧。"

作为这次活检的一部分，莉莎被邀请参加一项临床试验。试验内容包括允许科研人员研究她的活检样本。在乳腺癌界，什么样的研究都有：记住，哪里有钱，科研人员就去哪里。就研究本身而言，莉莎参加的这项试验很简单，没有额外的风险，但也不会带来什么好处。如果活检结果是良性，那么她的样本就会和其他良性乳腺活检样本一起入库，以便将来用作群体研究。我们的好友、我的同事米内塔·刘医生负责这项试验，莉莎自然在同意书上签了字。我们根本没有想到，今后还会面对更多的同意书，会有更多为科研做贡献的机会。

活检结果需要一周甚至更久才能出来。我们的生活还得继续。尽管我非常担心她患上炎性乳腺癌，但是却意外地将她做活检的事给忘了：我擅长将各类事情划分清楚。我不记得我们讨论过这件事，虽然我确实不想谈起它，因为我难免会提到我看见的那个体征以及它可能预示的疾病。万一我猜中了，我希望由别人来告诉她这个消息。

在工作中，我最不喜欢做的就是宣布坏消息。比如证明癌症复发的扫描结果，预示患者的时日已经不多；我们没有别的治疗选择，治愈的希望十分渺茫，只能进入临终关怀阶段。对我来说，最糟糕的莫过于通知那些虔诚祈祷活检良性的人，他们的活检结果是恶性的（幸好我很少碰到这种情况，因为通常其他医生早就把结果说出来了）。对于许多人来说，我告诉他们的将是有生以来听到的最坏的消息。

起初，患者的眼神会变得茫然，他们会深深陷入沉思，无论我说什么，他们都听不进去。当我意识到自己正在进行无效沟通时，便不再讲话，耐心地等待患者回过神来。一两分钟后，患者的眼睛恢复了神采——非常震惊，充满了怀疑和问号，泪流满面，甚至不敢看一眼身旁的爱人。爱人尽力让自己振作起来。终于，他们鼓足勇气，同时望向对方。而你看到的是他们在经历重大人生转折后的愕然、痛苦、恐惧、悲伤和否认。毫无疑问，我不想当传话的那个人，更不想直视莉莎的眼睛。

迫于工作需要，我习惯了按部就班。为了维持繁忙的癌症治疗和研究事业的正常运转，我每天来到办公室的第一件事就是抽出时间让自己放下工作，回顾和整理。我会进入专注、警觉、清醒、心无旁骛的状态。2006 年，电子病历还不像如今这样普及，CT 检查、活检结果、其他医生的信件以及需要签字的医嘱都是通过传真或邮件发给我的。我会匆匆翻看一下新收到的一沓文件：有昨晚的传真，还有前一天没来得及复审的资料。我有条不紊地整理报告，签处方，查看当天的日程安排，然后在医生休息室喝上一杯咖啡。做完这些，就到了我登场的时间！

按理说，我只能收到自己的患者的检查结果。获取其他医生的患者的信息违反了 HIPAA[①]的隐私保护规定。但是，在这个特殊的周一，我竟然收到了一份乳腺癌的病理报告，但乳腺癌检查并不归我管。我看了看报告的最下方，有我的名字。出于某种原因，有人将这份报告抄送给了我。我翻回到最前面查看患者的姓名，我的心脏差点停止跳动，莉莎凹陷的乳房再次出现在我眼前。我重新翻看了病理报告、姓名和诊断摘要。一定是搞错了！

作为医生，除了偶尔在周日下午开点抗生素，检查一下皮疹和奇怪的痣，提供购买感冒药的建议外，他们不该给家人看病。当我听说，我的同事不仅是自己爱人的主治医生，还为自己看病时，我感到非常震惊。我不确定自己是否有过犹豫，但我清楚规定：不应该由我告诉莉莎她得了癌症，这是她的医生的职责，不是我的。最后我还是拿起电话打了过去，她接通了。"你得了乳腺癌。"我说，"活检结果是阳性。"

我完全不记得莉莎接下来说了什么。她肯定会跟你们说，我总是

---

① 全称是 Health Insurance Portability and Accountability Act，这是国际公认的一套比较完善的针对个人健康信息的隐私安全法律保护体系。——译注

记不住她说过的话……我们俩都很吃惊。虽然我的大脑在飞速运转，但我无法思考，这是我长期以来辱骂乳腺癌机构的报应。乳腺癌界恨死我了。我能想象，那些得意洋洋的面孔在嘲笑我不自量力，试图破坏乳腺癌研究的成果。当我的思绪不断地切换一个又一个"末日"画面时，我依然清醒地意识到，我和莉莎正在交谈。我尽量回答她的问题，比如商量着治疗计划，接下来要做什么？我们应该找谁？多快能见到？我们要取消哪些活动？感恩节快到了——我们该做些什么？我们需要赶紧行动起来。

我的妻子患上了炎性乳腺癌，我熟悉的世界就此终结。而我就是那个捎去诊断结果的人。我打破了医学界一条不成文的重要规定——打电话告知患者可怕的消息，唯一值得庆幸的是，我不必看着她的眼睛。

这时，米内塔·刘走进了我的办公室，仿佛天使般突然降临。作为活检的负责人，米内塔也收到了病理报告的传真。看到检查结果后，她非常震惊，立即放下手头的一切事务过来找我，却发现我们正在通话。她从我手里接过电话。那一刻，我作为医生和传话人的身份正式得到解除——也许这是我有生以来最短暂的医患关系。那一刻，我承担起了新的角色，感觉就像荣获晋升一样：我将成为莉莎的照护人。

在日常工作中，我会套上情感的盔甲，保护自己免受我给患者带来的痛苦。如何应对我做出的诊断结果是他们的问题，不是我的。我只需要告诉他们具体的病情，制定治疗计划，安排下一步行动。我需要保持客观冷静，不能感情用事。然而，在和妻子通电话的那一瞬间，我失去了我的盔甲。此时，我切身体会到了患者的感受。在我从震惊中回过神之前，我听不见任何人说话。最好的办法就是等待，坐着等待。

第二部分

突如其来的意外

华盛顿特区
乔治城大学
隆巴尔迪综合癌症中心
新研究大楼礼堂
癌症 101
2010 年 5 月

　　请允许我代表乔治城大学和我们癌症中心的团队，欢迎各位参加本周的迷你医学课堂。我们只有 2 个小时来探讨当今医学和研究领域的一个重大话题，因此我们需要高屋建瓴、把握全局。我希望今天过后，大家能更好地了解癌症这一疾病，以及我们在寻求癌症治疗方法时将会面临的工作。

　　首先，请思考一个简单的问题：什么样的人会得癌症？我们自然想到的是那些常见的群体：吸烟的人、酗酒的人、爱吃红肉的人、行为不检的人、爱晒日光浴的人、久坐不动的人，还有不敬畏上帝的人。但是不得不承认，其实上述这些人大都不会得癌症。而我们吃素、周末跑马拉松、遛狗、讲卫生、认真防晒、敬畏上帝，为什么还会得癌症呢？

　　就目前的观点来看，人人都会得癌症，而且很可能一辈子还会得好几次。即使发现有人每天都在患癌，我也不会感到惊讶。好，请注意！如果真是如此，那么就引出了一个关键的问题：为什么有的人死于癌症，而有的人压根不知道自己得过癌？到底我们只能听天由命，还是可以掌控自己的命运呢？

我们都是从母亲子宫里的一团原始细胞进化而来的（如果你仍然相信进化论的话），是结构复杂的生命体，这的确是一个奇迹。我们原本尚未分化的细胞一步步开始承担起各自的职责。即将成为消化道的细胞会激活一套DNA编码程序，让自己移动到正确的位置，形成我们进食和排泄的系统通道。有些细胞自以为比其他细胞更优秀，大摇大摆地奔向我们的大脑。所有细胞都各就各位，各司其职。每个细胞仍然会携带全部的信息，具备替代其他细胞的潜能，然而一旦经过分化，DNA中未经使用的片段就会沉寂下来，变得多余和过时。

接着，生命诞生了。我们的细胞不断遭受外力的攻击，这些外力会破坏DNA。剧透提醒：以下讨论可能会让你害怕吃饭、呼吸、外出、与人亲吻或者喝烈酒——但这些都是你避免不了的事，作为大家今晚的课堂医生，我现在就给你们点建议。我们人类的一切行为，我说的是一切，都会调动细胞工作，而细胞做的工作越多，出错的概率就越大。

大多数时候，我们的细胞能够修补生命中那些"坑坑洼洼"。有时候，DNA受到的损伤过于严重，新细胞就会举起白旗，启动一个叫作"细胞凋亡"的程序，也就是将细胞拆解，并重复使用它的"零件"来制造新的细胞——这很环保。从很多方面来说，传统化疗正是利用了细胞的这种"回收"机制，故意破坏癌细胞的DNA，使其无法修复，从而激活细胞凋亡，将这些坏蛋拆解掉。然而有的时候，受损的DNA会偷偷溜走，之后制造出的新细胞就和原来的不太一样了，它拥有了新的、有时甚至会威胁生命的功能。新细胞可能会失去自我控制的能力，DNA中的某个程序会停止工作，而另一个先前沉默的部分被重新唤醒，并且不受控制，卡在"开启"的状态。新细胞不受限制地分裂，它们以某种方式重新启动基因，让自己能够移动到身体的其他部位。它们一边干扰正常器官的功能，一边继续分裂、扩散，清除路上遇到的一切障碍……直到将你杀死或者化疗介入。癌细胞比正常细胞的分裂速度快得多，因此在传统化疗中，它们更容易受到化疗药物的影响。除非化疗已经不起作用。

化疗会以一种残酷的非特异性方式破坏DNA，虽然它治愈了很多患者，但往往也给正常细胞造成了附带损伤。新的癌症靶向疗法旨在以更精确、更智能的方式修复受损的分子开关。现在，我们可以确定哪些开关被卡在"开启"状态，然后利用神奇的新药将它们重新关闭。这些药在提高疗效、减少副作用和连带伤害方面具有显著效果。如今的热门研究大都涉及找出患者癌细胞的基因构成，确定其肿瘤DNA中受损的片段，并针对患者的特定癌症对症用药。我们都希望摆脱当前不精确且副作用极大的药物，以所谓的精准医疗代之。

好，我们继续。判断一下，有多少人认为"癌症患者因为免疫系统在某种程度上出了问题，所以才会患癌。"这句话是对的请举手。有一半多呢。认为是错的呢？举手的不太多。那么"不知道"的呢？很好，你们都挺诚实。事实证明，"不知道"可能才是正确答案！让我们看看，我们从2010年起对免疫系统在癌症中作用的理解。

首先，免疫系统的设计非常巧妙，它能够寻找并消灭外来的异物，比如细菌、病毒、扎进手指的木刺，当然还有移植的供体器官。它通过检测外来蛋白质，并激活一连串事件去调动一支真正的细胞大军来消灭入侵者。接下来你可能要问，我们凭什么认为免疫系统能"看见"癌细胞呢？毕竟，癌细胞是我们自己的细胞，不是外来者。是啊，为什么呢？还记得我们刚刚提到的那些突变吗？实际上，DNA在发生突变时往往会产生一种全新的蛋白质，这是人体免疫系统以前从没见过的。因此，从理论上讲，癌细胞可以被免疫系统检测到，免疫系统应该能够攻击并消灭它。

我有幸参与过癌症免疫治疗领域一些真正先驱者的培训，并在学术生涯中投入了大部分时间，研究神奇的免疫系统如何帮助我们抗击癌症。我钻研的方向是疫苗，没错，就是疫苗，它有助于刺激免疫系统识别和杀死癌细胞。在这一点上，主流癌症学家认为我们这些搞免疫疗法的是在钻牛角尖，他们觉得免疫系统在治疗癌症方面用处不大。当然，他们承认干扰素（曾登上《时代》杂志封面）和IL-2（白细胞介素-2）对肾癌和黑色素瘤能产生有限但切实存在的影响。这些药物的原理就是将现有的免疫反应提升到更高的水平。虽然这类疗法有很多严重的副作用，但我们清楚地看到，一些癌症患者的症状明显减轻，有的甚至"痊愈"了。在少数患者身上出现的惊人疗效证明免疫系统可以发挥作用。我们这些搞免疫疗法的人只需要找出办法。

我们的癌症会议一般在会展中心举行，那地方大得可以举办一场拖拉机拉力赛，而涉及免疫疗法或疫苗的会议都被塞在后面走廊的小房间里，出席者寥寥无几。相比之下，关于化疗会议的会议室大得自成气候。我们气馁了吗？是的。我们的研究经费一直没着落，因为守旧的研究评审人员认为我们有毛病。我上一笔申请的研究经费被拒绝了3次，因为评审人员确信，我们将疫苗（我们已经清楚证明，疫苗能激活免疫细胞对抗胃肠道癌）与新药"免疫检查点抑制剂"结合使用的点子不会有任何效果。这些新药不但没有为免疫"引擎"增添燃料，反而踩下了"刹车"。有的研究人员表示，癌细胞经常会阻止免疫细胞大军的到来，而我们相信这些新药可以避免这种情况发生。这样一来，免疫系统就能自由地大施拳脚，干掉癌细胞。美国国家癌症研究所（NCI）的评审人员并不赞同我们的观点。有人认为我们在创新，也有人觉得我们在犯病。

但如果我们是对的，那么就可以合理假设，我们每个人都会一直患癌，而大多数时候，免疫系统都在发挥作用。只有当免疫系统无法检测出癌细胞或者很难有所作为时，癌细胞才会迅速生长并威胁到我们的生命。

如果这一切确实与免疫系统有关，那么提倡防癌的人就不该再指责红肉、烈酒以及其他的生活乐趣。或许我们应该鼓励大家，通过终身训练来强化免疫系统。具体该怎么做呢？其实很简单：多去亲近"外来者"。除了疫苗外，还要让免疫系统接触病毒、细菌、污垢、指甲、别人身上的细菌、花粉、花生酱、狗、猫、马、尘螨粪便、昆虫毒液、毒常春藤和乳制品等。每当免疫系统检测到一些奇怪的异物，它就会分辨这是自己的还是外来的，危险还是不危险。虽然我们对此了解很多，但还有更多的东西是我们不知道的。为什么有的人对某些物质超级敏感，甚至出现危及生命的免疫"过度"反应？而有的人无论做什么或者吃什么都没事？有一种理论认为，这与我们的微生物组有关。

微生物组是我们机体的一部分——实际上它可能是我们的灵魂所在。我们的体内外布满了数十亿的细菌。这些讨厌的细菌不仅用处极大，而且对健康至关重要，要不然人类干嘛还要在数百万年的进化过程中保留它们呢？我们的皮肤、口腔和结肠中细菌的 DNA 比人体的 DNA 还要多。在我看来，微生物组就像人体自己的珊瑚礁。健康的时候，它保持着完美的平衡，充满美感，与自身和我们都能和谐共处。一旦失去平衡——比如服用抗生素、营养不良，或者我最"喜欢"的，接触的脏东西太少——我们的珊瑚礁就将白化[①]，坏细菌乘虚而入，疾病随之而来。我想，随着我们对这一新领域的不断探索，许多答案将不言自明。不过，我们必须面对现实，如果 NCI 不打算资助免疫系统的研究，那么它也不大可能为我们的"大便项目"出钱。

说到胃肠道，我想问问大家：人们能靠吃东西来避免患癌吗？今晚我们准备的零食都很"健康"：蔬菜、低脂奶酪、低盐饼干、果汁和水。但是，这真的比几块曲奇和一杯葡萄酒更有益于身体健康吗？令我惊讶的是，有的人在患癌后总想着必须改变自己的生活方式，尤其是饮食习惯：不吃红肉，吃什么都加姜黄，使劲吃生姜，喝绿茶，补硒和大量的维生素，戒掉咖啡——除非用它灌肠（没开玩笑），等等。为什么有人觉得每顿饭吃大蒜可以治愈癌症？有人坚信大剂量静脉注射维生素 C 和吸食大麻才是解决之道？那些受过高等教育、向来质疑一切的理性派，在患癌前绝对不会改变自己的生活习惯和行为方式，现在却因为某个笨蛋亲戚的一封邮件——说他有个朋友吃菌菇治好了癌症——就彻底做出改变。

事实上，我们不知道饮食会如何改变人体的健康，你该质疑的是持相反观点的人。当然，有些食物和饮食习惯会产生更大的影响，可能引起更多突变。一般来说，我更偏爱地中海饮食——少肉，多水果、蔬菜。不过，戒烟，保证睡眠，尽量多运动，维持适当的体重，这些更加重要。饮酒可以，但不可贪多。除了这些建议外，我也不知道还有什么。而我认为最重要的一点是"不要忘记生活"。

---

① 珊瑚礁白化是一种生态现象，当珊瑚失去其体内共生的虫黄藻，或虫黄藻色素浓度降低，就会导致珊瑚颜色消失、变白，这一问题可能造成严重的不良影响，如导致珊瑚大面积死亡、珊瑚礁生态系统严重退化等。——编者注

　　面对每一位新确诊的患者，我几乎都要先回答"为什么是我？"这个问题。虽然不健康的生活方式确实会增加患癌风险，但是我的患者们几乎没有做错什么，至少不是经常犯错。他们大多是些弱不禁风的华盛顿人，他们跑马拉松、吃素，但不知怎的就得了癌症。如果我们非要坚持弄清楚"做错了什么"，就不可能找出患癌的原因。患者需要我们对他们的诊断结果给出一些解释，以便给家人和朋友一个交代。但现实情况是，尽管我们进行了各种研究，却依然不明白为什么有的人患癌，有的人不会。我认为，许多癌症实际上都是随机发生的。随机抽取当事基因——"中了"。免疫系统没能识别出癌细胞——"又中了"。我们可以冒险多做些破坏DNA的行为来增加患癌概率，但即使你去教堂、帮助无家可归的人、跑马拉松、吃素，也一样会得癌症。

　　事实上，就连肿瘤医生的妻子也会得癌症。

第 5 章　　了解太多

在莉莎确诊乳腺癌后的最初几周，我们见了很多医生，他们大都是我的同事，有些还是很要好的朋友。我尽量兼顾工作和医院的其他职责，从来没有正式地请过假。由于莉莎在乔治城接受治疗，通常我会在候诊室里等她，有时我忘记脱掉白大褂，便会引来其他患者好奇的目光。有几次，我们和我的患者坐在一起，尴尬地聊着他们或者莉莎的病情。

一次，莉莎在做扫描检查，我在候诊室等待，旁边坐着我的一位患者和他的妻子。他去做检查的时候，他的妻子讲起了她家的故事，又问起莉莎和我的情况，聊着聊着，我们就从医患关系变成了同为患者家属的伙伴。她给了我一些有用的见解和建议，是她从经验丰富的护理人员那里学到的。我喜欢这样的互动，但另一方面也有些不安，感觉自己的客观之墙正在一点点坍塌。为了避免今后再遇到这种事，我会在莉莎做检查或输液的时候回到办公室，发发邮件，打打电话，或者开个短会。结束后，她会给我打电话。有时我们见面交流一下情况；有时她说自己状态不错，就自行回家了。大多数与医生的会面我都会留下来，做做笔记，听听计划，试着搞清楚治疗的进程。

只要在场的人超过两个，我就管不住自己的嘴。如果我脑子里突然有了什么想法，我就会说出来。现在的我已经比从前好多了，尽量不在别人说话时插嘴，但即便尽力克制，我也无法完美做到不插嘴。在听莉莎的医生介绍治疗情况时，我总是动不动打断她。我提出问题，将它讲清楚，复述他们的话，确保我们的理解一致（放在今天，这就叫"爹味说教"）。由于我是个急性子，当我需要向下继续讨论时，就会用"行话"打断他们，给出这部分的结论，跳过我已经了解的内容，哪怕这有可能让莉莎一头雾水。我迫切地需要理解讨论的关键点，只有不断思考我们该如何战胜癌症，我才不至于让思绪飘向糟糕的地方。

我陷入了两难的医疗困境：我与莉莎的医生讨论对策，却坚决不为她的治疗拿主意。我从莉莎的眼中看到了信任，也看到了恐惧和脆弱。她似乎很迷茫。我可以对她的治疗大包大揽，或许她也愿意这样，但我不能。这是她的身体，她的生命。我可以利用自己的能力帮助莉莎收集信息，确保她尽可能了解治疗细节，知道她接受的是怎样的治疗。然而，我和那些在门诊做笔记的丈夫们不一样。我已经知道医生会告诉我们什么，而且知道那不是什么好消息。我做笔记是为了莉莎；做决定的人是她，而不是我们俩。我履行伴侣的职责，充当莉莎的"传话筒"，主动向她解释医生说的话，回答她提出的问题。在我们讨论她的选择时，我始终让自己保持冷静客观，与莉莎保持传统的医患距离。和对待我所有的临床患者一样，我对莉莎的治疗方案也有自己的看法和偏好。如果患癌的是我，我很清楚自己会怎样做。有时，患者问我："如果生病是你妻子，你会怎么办？"此时，我需要把问题换成"如果是我，我会怎么办"才知道该怎么回答。我们很难为他人做治疗决策。到了莉莎该做选择的时候，我也只能袖手旁观。

2006 年是我行医的第 13 个年头。我曾治疗过大约 2500 名癌症患者。他们中的许多人痊愈了，但是仍然有 70% 的人（超过 1700 人）离开了人世——我的职业常常让我成为很多患者生前最后接触的医生。我以为自己对此已经司空见惯了；我知道如何应对高风险的癌症；我知道如何察言观色，向患者及其家属提供必要的信息，但是不告诉他们可能发生的情况以及癌症死亡的细节——除非到了不得已的时候。在那之前，我会坚持积极的态度，专注于如何战胜癌症。

在这 2500 名患者中，我还记得哪些人？出乎意料的是，对于连自己孩子的名字都记不住的我来说，竟然记得很多。但是，那些深深烙在我灰色脑细胞里的人，那些在我夜不能寐时盘旋在我思绪中的人，是那些因突然患癌而英年早逝的年轻人——像莉莎这样的人。

莉莎的癌症很严重，也许可以治愈，但是谁也说不准。2006 年，三阴性乳腺癌是相对较新的乳腺癌亚型，我们了解它的一些可怕特性，它的侵袭性更强，治疗效果较差，致死的可能性更高。尽管我们付出了巨大努力，却仍然没能提早发现它。它不知道从哪里冒出来，迅速生长，扩散到了结节，已经侵入了莉莎的乳腺导管和皮肤附近的淋巴管，差一点就衍化成所谓的炎性乳腺癌——如果病情进展到这一步，后果将极其危险，其速度之快、侵袭性之强，癌细胞肯定会扩散到她的全身。真正的炎性乳腺癌几乎是致命的，是一种穷凶极恶的疾病。我们惊恐不安，必须争分夺秒。

我脑海中不断浮现出莉莎因此而丧命的可怖画面。事实上，她也许能够幸存几年。当然，手术可以治愈一些人，但是它能治好这样的癌症吗？癌细胞无疑正在她的体内四处游走，寻找新的归宿：肝脏、肺，还有她令人惊叹的大脑。我们面对的第一个重大抉择是：先做手术"拔根"，还是先进行化疗再手术？

我希望尽快动手术，把该死的肿瘤从她身体里取出来。米内塔提到了一项先化疗后手术的临床试验——我们肿瘤医生称之为"新辅助治疗"。米内塔没有强推这个方案，但是她明显倾向于这一选择。如果我们是她的常规患者，她也许会努力劝我们接受它。现在我有时还会想，如果我当初问她，站在莉莎的立场她该怎么做，她会如何回答。新辅助治疗后来成为了新的治疗标准，放到今天的话，莉莎肯定会接受这种治疗。事实上，我们还得到了一项临床试验的机会，而且后续结果证明它确实不错。但是，我们对新的方法过度畏惧，再加上急于去除眼前的肿瘤，因此和这项唯一被证实积极有效的临床试验擦肩而过。

肖娜·威利说，即使莉莎的化疗效果很好，也无法保住乳房，因为她的乳房无论如何都必须被摘除。万一化疗不起作用呢？我见过太多有类似遭遇的患者，我想象到的就只是癌细胞不断生长，牢牢地扒着她的肋骨和胸壁，永远无法被切除。那些坏死的、恶臭的、垂死的、被感染的组织侵蚀着她的胸壁，那将是多么可怕的死法，又是多么痛苦且无法言说的创伤。

我们没有讨论太久就做出了决定。肖娜倾向于先手术，米内塔倾向于先做化疗，我们征求了克劳丁的意见，她遵从我们的意见。因为已经安排了手术的日期，如果改成先化疗的话，还需要进行一系列新的检查和预约，很可能进一步延误病情。所以，我们没有讨论太久就做出了决定——尽快拔除迅速入侵的"杂草"，看看它糟糕到什么地步，做到心中有数；至于"院子"，我们可以稍后再清理。

手术安排在一周以后。从下定决心到真正行动的这段时间非常煎熬。为什么要等上一周？明明一分钟前，我们还在说这种癌症的侵袭性有多强，现在我们却要任其发展一周，什么都不做？夜深人静时，我们仿佛都能听见癌细胞在噼里啪啦地生长分裂。这一周真是无比漫长。

在手术前两天的晚上，我们做爱了——这也是我们计划的一部分。但是，那没有带来丝毫欢愉。那感觉虽然温暖柔和，但更多是伤感和沉默。尽管我们没有说出口，但心里都非常清楚，今晚是莉莎最后一次拥有两个乳房。我想记住她现在的样子，留下永恒的记忆。我本想拍张照片，但这一次我知道，最好连提也不要提。（遗憾的是，我们年轻时也没拍过什么大胆的照片。）即使在那天晚上，莉莎也不希望有人触摸或者挤压她的乳房。我们从来没有真正谈过手术对我们性生活和婚姻的影响。有什么好谈的呢？切除乳房是必需的，当务之急是活下去，性生活的问题以后再说。坦率地讲，时至今日，我们也很少谈及她的治疗对性生活的影响，更何况在当时，只要和这个话题稍微沾点边，我们心里就很不是滋味。那天晚上我就已经明白，我们的性生活不会再像从前一样——不一定会变糟，只是不一样了。反正我也不是那种"只惦记着胸部"的男人。我会挺过去的。这不是我个人的事，那不是我的乳房。我伤心、害怕、愤怒、怨恨。我压抑着自己的情绪，陷入了失眠。

第6章 启 程

在手术的前几天，我们勉强度过了一个正常的周末：周五晚上去莎士比亚剧院看戏，周日看了足球赛。我尽量不去细想诊断可能带来的巨大影响，但偶尔还是会被我想象中的治疗场景吓到：身体被切开，乳房被摘除，手臂上扎满针，头发全掉光。今天是星期一，孩子们回学校上课了，而我还要再做一项前哨淋巴结的活检——后来证明，这也是最痛苦的一次检查。

我和约翰来到核医学科，一名技术人员在我右侧乳晕周围注射了3针示踪剂。这种材料会用来确定癌细胞是否已经侵入我的腋下淋巴结。示踪剂会进入乳房淋巴液首先流到的淋巴结——前哨淋巴结。这样一来，外科医生就可以知道应该切除哪个淋巴结来检查癌细胞；病理医生会在患者手术期间迅速检查前哨淋巴结，一旦在其中发现癌细胞，外科医生就会切除所有的腋下淋巴结[1]。由于穿刺活检后我没有遵从医嘱给乳房冰敷，我的乳房依旧又青又紫，这次还要在乳头周围

---

[1] "Sentinel Node Biopsy", www.mayoclinic.org/tests-procedures/sentinel-node-biopsy/about/pac-2085264, September 7, 2019.

的组织上扎针，因此情况可能会变得更糟。所有的疼痛和不适都是为了让我活下去，所以除了剧烈扭动几下，我一声没吭。

约翰似乎被我痛苦的反应吓着了。他忧心忡忡又关切万分，试探性地问了几句，确认我可以一个人继续下去，便在我做术前检查时回到了癌症中心。护士会根据我的健康状况判断我能否接受手术，外科医生和麻醉师是否需要做出调整，以保证我的身心都能挺过手术。我在被核医学科的检查搞得忐忑不安的同时，还在为生病期间家里的各种琐事心烦意乱。谁每天送孩子们出门？我必须暂时放下各种工作，还得考虑喂狗和遛狗等问题。当我来到术前办公室时，心里那种一堆事没着没落的感觉挥之不去。护士让我列出平时吃的药，给我做了心电图，教我如何在术前正确清洁自己（"只能使用黛亚肥皂"），并且叮嘱我一定要使用干净的床单和睡衣。哦耶，我的待办事项又多了"洗衣服"和"换床单"。接着，她给我量了血压。

"你的血压有点高。"她说。

"我知道。"我叹了口气。

"你应该放轻松点。"她告诫道。

放轻松？我，43岁，两个孩子的妈，刚刚确诊了最严重的乳腺癌，明天就要切除一个乳房，你刚给我列了一大堆从现在到明早要做的事。不过从某种程度来说，我心存感激；她提醒了我，我仍然可以笑对一些事，尽管很痛苦。

当天晚上，我们全家照常在一起吃了晚餐，我们和孩子们仔细确认了早上的安排，谁送他们上学，谁接他们放学，怎么参加课后活动等。我们轻描淡写地谈论着即将发生的事。我记得当时有人开玩笑说，等我再回来的时候，整个人会少掉一些。

把孩子们哄睡以后，我躺在床上，关了灯，情绪终于崩溃了。我害怕手术，害怕在麻醉中死去，害怕遭受恐怖的感染；我还怕疼，怕引流。我允许自己为失去乳房而悲伤，想象着自己今后的模样，以及这对我们的性生活意味着什么。前一天晚上，我和约翰趁着我的乳房还完好无损的时候做了爱。我们都很清楚失去一个乳房可能带来的影响，只是没有真正讨论过这件事。我会变丑，乳房会变得不对称，还会留下疤痕。乳房是我们性生活重要的一部分，我喜欢胸部被抚摸、亲吻和爱抚的感觉，显然约翰也很喜欢这么做。没有了乳房，我还能享受性爱吗？约翰会不会觉得我变了，不愿意再和我做爱了呢？

在 2019 年的网飞电视剧《麻木不仁》（Dead to Me）中，女主角珍·哈丁因为携带 BRCA①这一基因而接受了双乳切除术。饰演该角色的克里斯蒂娜·艾伯盖特（Christina Applegate）也因为基因问题做了双乳切除手术，她向朋友透露，她的丈夫在她做完手术后对她十分嫌弃，甚至连碰也不碰她。我相信，很多女性都会疑虑这种情况会不会发生在自己身上，我也担心约翰会排斥我。他是一个心胸开阔、毫无成见的人，而且嫁给肿瘤医生的另一个好处在于，他见过很多因为手术身体发生变化的人。不过，患者毕竟不是他的妻子，患者有没有性吸引力和他没多大关系，而我有没有性吸引力也许会成为他的困扰。我只能祈祷我们可以找到延续亲热温存的办法。

我在黑暗中啜泣，约翰抱着我，说他理解我的恐惧和悲伤，并尽力向我保证，我——还有我们——会没事。后来，我哭着睡着了，不

---

① 也叫"乳腺癌易感基因"，包括 BRCA-1 和 BRCA-2，一旦基因发生突变，会大大提高乳腺癌发病率，甚至还会大大增加卵巢癌、胰腺癌、前列腺癌等肿瘤的发病风险。——译注

知道约翰能不能睡着。

第二天，我们起得很早，因为我需要按照指示洗澡，并在9点手术前的两个小时赶到医院。我收拾了一些东西装进袋子，穿上运动裤和一件前开襟的上衣，因为我暂时不能穿任何套头的衣服。约翰吃了些早餐，而我遵照医嘱什么也没吃，只喂了狗，扫了一眼报纸。我和熟睡中的孩子们吻别，但愿这不会是永别。

在乔治城手术中心办理过登记手续后，我们被叫到一处放着轮床的地方，四周有帘子隔挡。护士热情地冲我微笑，示意我脱掉衣服，收拾好东西，以便稍后将它们送到我的病房。我恍惚地脱着衣服，当我摘下胸罩时，我又哭了起来。不知为什么，我被分到了一个没有床的术前隔间，取而代之的是一把椅子。我坐在椅子上，泪水顺着脸颊淌了下来。我在前一天下午就已经失去了勇气。

威利医生来了，她高兴地跟我打招呼。我已经不记得这是第几次报出姓名、出生日期以及手术部位和目的了。麻醉师随后走进来，问了我一些关于假牙、牙齿松动和以往麻醉经历的问题。接着，他告诉我，这种手术一般采取神经阻滞麻醉，他们发现这样可以减轻术后疼痛，减少麻醉后的并发症。听到这些我很高兴，至少从某些方面来看，事情可能不像我预想的那么糟糕。麻醉师开始给我静脉注射（好耶，又挨了一针！），距离切除乳房的时间越来越近了。

最后，麻醉师和外科住院医生护送我去手术室。约翰吻了我一下，就匆匆上楼工作去了。接下来发生的事是我在乳腺癌治疗期间一段超现实的经历：因为我不是躺在轮床上被推进手术室的，而是和两位医生一起穿过走廊走进去的。一路上他们帮我托着输液袋，还叮嘱我在进手术室时拿一个发网。我爬上手术台，进入了漫长的"冬眠"。现在回想起来，也许这套不寻常的流程反而起到了分散注意力的作用，既实用又有些好笑。等我躺上金属手术台后，护士给我插上一根导管，让我可以通过鼻子吸氧。当冷冷的气体吹进我的鼻孔时，我猛地一震。接着，有人给我脸上盖上面罩。很快，我就什么都不知道了。

~~∽∾◦∾∽~~

再然后，我就记得自己身处一间挂着窗帘的小房间，躺在一张床上，迷迷糊糊地醒来，约翰坐在一旁。从麻醉中苏醒总是需要一点时间，但我并没有感觉恶心，这让我松了一口气。我很庆幸自己还活着，浑身不痛不痒。从我进入麻醉状态到现在已经过去 3 个小时了。我最关心的是他们到底有什么发现。

威利医生很快出现在我的床边。她告诉我，前哨淋巴结里存在癌细胞，因此他们不得不切除我所有的腋下淋巴结，以免癌细胞扩散到我身体的其他部位。虽然我依旧昏昏沉沉，但我想起霍利的淋巴结都检查出了癌细胞，也许这意味着我会和她一样，那可就太糟了。

我不理解的是，为什么患者刚从麻醉中醒来，医生就要宣布一些重大消息。每次我做完结肠镜检查醒过来时，医生都会出现在我的床边，但我几乎记不得他说了什么。好在这次约翰在我身边，他肯定能记住威利医生的每一句话。在接下来的时间里，如果我想搞清楚他们的发现以及对我预后的影响，可以让约翰反复解释给我听。

术后护士在确定我彻底清醒并且状况良好后，就让医院的搬运人员把我推回病房，约翰跟在后面。我被带到"约翰的病区"，住进了医院三楼拐角的一个大房间。楼层护士劳拉（Laura）经常与约翰共事，照顾他的患者。她帮我盖好被子，将我安顿好。实际上，我感觉很好，挺过了我最害怕的手术，我终于松了一口气。

约翰坐在我身边。我知道，能让约翰在周二抽出这么多时间不工作，我的情况肯定不太好。周二是他的门诊日，即使发生天灾人祸，我也很难打通他的电话。（如果我能说了算，我一定把自己的灾祸安排在周二以外的日子。）现在，我比其他患者更重要。约翰开始打电话通知家人——我的父母、他的父母、露西——我的手术很顺利，但是医生在淋巴结里发现了癌细胞，目前我们知道的只有这些。过了一会儿，他要回家照顾孩子们，而我小睡了片刻，吃了些晚饭。

尽管我现在生病住院，但暂时远离这个世界并不是一件坏事。没有电话，没有邮件，没有期待。我美美地睡了一觉，心情相当不错。医院有很多暖和的毯子，还有亲切的工作人员，就好像只关心我一个人的需求似的——尽管我知道，他们同时在照顾很多患者，其中有些人的情况比我更糟。有些癌症患者因为病情加重或者化疗的副作用，已经到了住院的地步。约翰认识这里所有的员工，他们也都知道他，他的一些患者也在这层楼。碰见患者或者他们的家属时，约翰总是快速地说上一句"我妻子刚做完手术，她在走廊尽头，我得走了"来搪塞过去。我已经成了"约翰·马歇尔粉丝俱乐部"的头条新闻。

在医院，总会有人不停地进出你的病房、量血压、换输液袋、送饭、清理残羹。每次有人到访都会搅扰我的美梦。夜里 11 点半左右，新一班的护士和助手开始巡视，这下我再也睡不着了。我打开电视——我的常用"安眠药"——里面正在播出大卫·莱特曼（David

Letterman）①的节目，嘉宾是乔治·克鲁尼（George Clooney）②。碰巧我很喜欢乔治·克鲁尼，我觉得他是世界上最帅的男人（当然，除了约翰以外）。当一切似乎都不在掌控之中时，我就会产生一种奇怪的想法，开始变得迷信起来，不知怎的，我觉得我会好起来。乔治·克鲁尼带着温暖的眼神，睿智而自嘲的幽默，像我的守护神一般，在我需要陪伴和安慰的夜晚出现了。我就这样睡着了。

第二天一早，大约从 4 点开始，医学生、住院医师和专科培训医师陆续前来。每个人都问了相同的问题，每个人都想看看我的伤口。我知道有些人很反感教学医院的这种做法，但我却乐在其中。我在约翰上医学院之前就同他结了婚，在他研究尸体时帮他翻书，还为班级的笔记服务誊写过讲义。我听他说，医学院会雇用一些女性来反复接受阴道检查，帮助医学生学习如何实施这项重要操作，我非常敬佩这些女性，以及她们为医学教学付出的勇气。许多善解人意的患者也在约翰学习成为优秀的肿瘤医生期间，做出了不可估量的贡献。我也怀有为公众利益献身的坚定信念，也很高兴这些培训中的医生能从我身上有所收获。多亏了麻醉师和他的神经阻滞，我仍然没感觉到疼痛，这也让我很乐意回答他们的问题。

不过，有一件事我没和他们一起做，那就是看伤口。我还没有做好准备。快到中午时，威利医生来查看我的情况，她建议我和她一起看伤口。她笑着说："我觉得这就和你小时候的样子差不多。"其实倒也没那么糟糕。我向来对自己乳房不屑一顾，这种态度反而对我

---

① 美国脱口秀主持人、喜剧演员、电视节目制作人。——译注
② 美国男演员、导演、编剧、制片人。——译注

有所帮助。我好奇地打量着右侧的胸部，它完全是平坦的。我很庆幸遇见威利医生，她经验丰富，技艺高超，让我手术的缝合口呈一条漂亮的直线，横穿右侧胸部的中间。后来我才知道，很多女性并没有这么幸运。一位护士告诉我，她见过有人的疤痕形状就像一只贵宾犬！伤口一直延伸到我的右臂下方，那里的淋巴结已经被切除，现在有两根管子从身体一侧伸出来。这副样子看起来确实有点怪异。

在医院住了两个晚上后，我小心翼翼地穿上了新的外科胸罩，护士帮我把引流管放进口袋里，然后用尼龙搭扣将它们固定在棉质紧身胸衣的内侧。约翰帮我穿上大号的牛津衬衫和我来医院时穿的运动裤。当助手用轮椅把我推下楼时，我对大家的悉心照料表示了深深的感谢。

在回家的路上，我侃侃而谈。我活着挺过了手术，到目前为止没有发生任何意外！再次出门的感觉真好！我对处理伤口、绷带纱布和引流管什么的不大上心，我知道我的看护人不会嫌我恶心，毕竟这么多年来他见过成千上万的伤口，如果有什么不对，他肯定会察觉；更重要的是，他向我保证过不会有问题。

孩子们放学回到家后，我去参加了他们下午的活动，毕竟那比在家干坐着更有意思。我想和人接触。我们陪埃玛上了一节小提琴课，陪查利去看病，我很好奇别人能不能看出我少了一个乳房。大号衬衫的一大好处就是，虽然我因为衣服下面的外科胸罩和引流管看起来像个米其林轮胎人，但是从表面上看我的生理特征并不明显。反正和我们打交道的人大都知道我动了手术，因此我也没打算刻意隐瞒什么。

晚饭后，我和约翰一起上楼清空引流管，准备上床睡觉。他帮我脱掉衣服，换上一件新的前系扣睡衣。我没有摘下外科胸罩，以便固定引流管并对伤口施加足够的压力，防止出血，促进伤口的愈合。我猜，束胸的女人可能就是这种感觉。约翰帮我清空引流管时，我能感觉到身体里的管子与皮肤缝合处的每一丝拉扯。我尖叫道："别扯动它！"不过，这主要还是我内心的疑惧在作祟，我对这种看似不稳定的奇特装置感到非常不安。他在发给我们的表格上仔细记录了每根引流管"第一天晚上"的排量。我笨拙地用左手刷牙、洗脸，吃了一点扑热息痛才熬过那一夜。白天我没觉得有多疼，但威利医生建议我"提前止痛"。

第二天早上，我获准可以洗个澡，这是手术后第一次洗澡，我感到很开心。不过，这也意味着我要揭开纱布，正视右胸口处那条笔直的缝合线了。约翰走进浴室，帮我洗头并清理伤口，然后为我擦干身体，重新包好伤口。我们又清空了一次引流管，并将它们重新固定在外科胸罩上，接着他帮我换上当天要穿的衣服。他做好早餐，然后送孩子们去学校，自己去上班，而我则懒洋洋地躺在沙发上。

这样的例行公事大约重复了 10 天，我逐渐适应了排空引流管和伤口护理。当你遇到健康方面的困扰时，有一位医疗专家在身边的确是一件幸事，他能解答我的大部分问题和疑虑。伤口看起来健康吗？球囊里的液体正常吗？你不需要给值班的住院医师打电话，甚至什么都不用担心。

就我的健康状况而言，这一周太平无事，只是各种社交活动让我应接不暇。一位朋友带来了几件前系扣的大号衬衫，因为她母亲得过乳腺癌，她知道我不能穿套头的衣服；约翰的妹妹送给我一套舒适的系扣睡衣；还有一位朋友几乎天天帮我们去学校接孩子。约翰以前有个患者早早去世，留下丈夫和年幼的三胞胎。她丈夫从事餐饮行业，根据过往的经历，他知道最近探望我们的人会很多，于是送来一盘盘开胃菜，只要放进烤箱就能快速烹制。这简直帮了我们的大忙，将我们从计划、采购、准备饭菜的琐事中解放出来，还让我们从美食中感受到了强烈的爱和支持。

患癌不仅让我得到了朋友们的关爱，似乎也开始改变了我和约翰的关系。过去，当我说自己哪里不舒服时，约翰都会开玩笑："你没事，我那些患者得的才是真正的病。"我想，我只有得一场真正的病才算是对他的报复。如今，我看到他对我的态度发生了转变，也许是因为我患上了要命的癌症（约翰的专长），也许是因为他对此感到害怕，意识到这对他意味着什么。约翰做住院医师的时候就开始携带传呼机，如果我有事找他，呼他就行。但是，这只管用了一阵子，后来他对我的回应就变得敷衍起来。有了孩子以后，他的回复依旧很不及时。于是，我们约定了一个暗号：如果我需要尽快得到回复，就在回拨号码的末尾输入"9"；如果末尾是"99"，就代表是紧急情况。很快，我们对9的意义产生了分歧。我经常需要立即得到回复，"我在杂货店。你要我带点什么吗？""你知道查利的鞋在哪儿吗？上学快迟到了。"约翰总抱怨我爱"滥用"9。在我得了乳腺癌后，一切都变了。时至今日，他很少不回或者不接我的电话。

我们婚姻中另一个争议点是关于他在工作场合吻我——会被很多外人看到。我指的不是在走廊里激情相拥——我只是希望有事去找他时，我们可以在分别前快速地碰一下嘴唇。在他刚当上医生的时候，他可能觉得在工作时间亲吻妻子会显得软弱或者不够专业，因此他提出别再这样做。我有点受伤，尽管我理解他的心情，但仍然觉得这种想法很傻，毕竟，他亲的是自己的老婆。不过我还是答应了，偶尔也会逗他说："别怕，我又不亲你。"如今，这一切也变了。医院成了我的"疗养站"，我的情况很糟糕。因此，当众吻我似乎成了一种亲密和支持的表达，而不是将私生活强加进他的工作中。

在我确诊乳腺癌以前，我们的婚姻一直很稳定。当然，这只不过表示我们的婚姻依然存续，孩子们不会每晚听到我们的争吵。从小到大，我感受到母亲对父亲的不屑一顾。1981 年 10 月，我和约翰坠入爱河，我们尽可能每分每秒都不分开。

即使在结婚后，在我们寻求事业发展期间，我们仍然是彼此的爱人和最好的朋友。我们尽量抽出时间见面，有时我会在约翰值班时请他吃饭，有时约翰在我为案件筛选文件时给我带午餐。当发现我怀上查利的时候，我们欣喜若狂，养育孩子成了我们的"团队活动"。然而，无论在现实中还是从象征意义上讲，孩子们总有办法将我们拉向不同的方向，工作也是如此。约翰发现，他的影响力随着工作的增加而不断提升，因此，落到我肩上的家务越来越多。我渴望在家庭之外也能有所作为，于是参加了更多、规模更大的志愿活动。我们的婚姻生活渐渐变得如同例行公事一般：无论愿意与否，我们每周都要做爱一次；约翰在家的时候，全家人要其乐融融地共进晚餐；我们很少有时间倾听对方真实的感受和诉求。我们之间没有隔阂，只是不再像过去那样亲密无间。也许每个人都是如此，只是我们没有想到，自己也会这样。

我享受着在家无所事事的一周，在起居室的电视前打盹，而全家人都在围着我转。11 月下旬，临近圣诞节，但我比往年轻松了许多，尽管我网购了不少节日相关的物品。我很享受大家对我的关注，这常常提醒我，我周围有一群给予我支持的热情的朋友；约翰对我的关心尤其让我受用——他会早早下班，下午晚些时候就会到家，监督并照顾我的起床和就寝；就连孩子们也十分在意我感觉是否舒适。

那是一段如田园诗般美好的时光，一场不可思议的蜜月，切除了右侧乳房和淋巴结，减少了对生活的需求，令我倍感轻松和喜悦。但是我心里清楚，这种好日子不会持续太久，因为可怕的化疗迫在眉睫：随之而来的将是脱发、恶心、疼痛和疲劳。之后我还要接受放疗，我的乳腺癌治疗还没有完成，与疾病的斗争远远没有结束。

第 7 章　我们的机构有要话说

　　癌症总是让人措手不及，它永远都是别人该头痛的问题，但实际上我们都害怕有一天那个别人会变成我们自己。

　　我们过着平静的生活，偶然察觉到一些奇怪的症状，去了医院，医生开了几张常规检查单，然后"噩耗"传来；或者我们正在度假（顺便说一句，千万别去度假，因为只要去度假，准会得癌症），通常是坐着游轮出行，自助晚餐吃得人不太舒服。伴侣注意到我们的眼睛有点发黄，船上的医生吓坏了。在拿骚[①]，他们以最友好的方式将我们丢下船。我们飞回家，赶去当地的急诊室做扫描，结果是个"噩耗"。再来看一个典型的例子：我们刚退休，正计划着如何挥霍全部的积蓄，这么多年来，我们头一回接受了初级保健医师的检查，因为后背的异常疼痛，医生让我们做了化验，然而却是个"噩耗"；或者，明明我们出现了很多症状，医生却视而不见，当我们肯定自己得了癌时，他

---

① 巴哈马首都、港口。——编者注

73

们却说我们压力太大，建议我们多做运动，结果发现我们的体重不断往下掉，便决定给我们做扫描，又是"噩耗"；再或者，我们老老实实地定期去做乳腺X线检查、结肠镜检查、PSA检测[①]或巴氏涂片检查[②]，还经常留意手臂上的小斑点，确信自己不会有事，结果依旧是"噩耗"。

没人能为癌症诊断的结果做好准备。谁有时间去应付医生、扫描、验血和活检？我们有工作、有家庭，要旅行、要生活。但是，确诊患癌会让一切活动立即搁浅。在被告知患癌时，你会感到震惊和恐慌，什么也听不进去。万千思绪不可控制地朝着一个方向飞奔：就这样了吗？我要死了吗？

人们对于"噩耗"通常会做出以下几种反应。一种是："我要赶紧和大家见见面。"另一种是"世界上最优秀、最聪明的专家在哪儿？他懂得比别人多，肯定有解药，只是不能让公众知道，但他肯定会把解药给我，毕竟我这么特别，人脉又这么广。"我们脑海中会闪过葬礼的画面；我们担心孩子考不上大学，担心他们结婚时没有我们的陪伴；我们一蹶不振，生活变得一团糟。

接着，我们想起了巨蟒剧团（Monty Python）的名梗：我们"还没死"，于是我们重新振作起来。我们需要最优秀的治疗团队。今早电视上不是正好播了最棒的癌症中心的广告吗？就去那儿吧！那地方在我们的网络内[③]吗？网络内、网络外，我们甚至不知道什么是网络。我们拿

---

① 前列腺特异性抗原（Prostate Specific Antigen），用于筛查前列腺癌。——译注
② 巴氏涂片（Pap Smear）指宫颈脱落细胞涂片，用于宫颈癌筛查。——译注
③ 网络内是指选择的医生是医疗保险公司投保（或合作）的医生，这样可以得到某些议定的费率。网络外是指选择的医生没有与医疗保险公司签订合约，这样医疗保险公司负担的比例就会很低。——译注

起电话："您好，这里是医疗之星隆巴尔迪癌症中心。如果您是急诊，请拨打 911。"我们很想打——毕竟这他妈确实很急——但我们明白事理。"我们的办公时间是周一至周五，上午 8 点至下午 5 点。我们的传真号码正在慢慢读给您听，而您走神了，满脑子都是得了癌症的事。稍等，您刚选了什么？我刚才没注意……如果您是医生，请按 1。"（我们医生总是按 1。因为能独享医生休息室的美食、最好的停车位、最长的白大褂，而且我们还能敲冰求火。）"如果您来自医院或者医生办公室，请按 2。"（这算是商务舱级别）。"如果您知道对方的分机号，请按 3。"（哪有人会记得分机号？）"如果咨询病历事宜，请挂机，然后拨打另一个号码。如果找医生 A－K，请按 4；找医生 G－M，请按 5；找医生 N－Z，请按 6；找其他医生，请按 7；如果您想就诊，预约今早在广告上看到的医生，请按 9。"

我们按了 9。

欢迎来到你从未想要加入的俱乐部。让我们回顾一下您即将投靠的新世界（您附近的癌症中心）的一些基本情况。

癌症治疗是非常复杂的大工程，为了做好这项工作，我们需要一支训练有素、多专科齐头并进的医疗团队来减轻患者的痛苦，有时甚至可以治愈这可怕的疾病。综合癌症中心由哪几部分组成呢？手术室、手术室工作人员、实验室技术人员、放射科用房、放射科技术人员、CT 机、PET－CT 机、MRI 扫描仪、能看懂所有扫描结果的放射科医生、病理医生、显微镜、特殊染色剂、基因检测实验室、遗传学家、社会工作者、医疗助理、护士、执业护士、医生助理、肿瘤医生、放射肿瘤医生、药剂师、机器人、射波刀、质子束放疗机、普通放射机、基准标记 [将小金珠（没开玩笑，就是金子）植入患者体内，以便引导放射治疗机将射线送达准确位置]、胃肠科医生、神经外科医生、呼吸外科医生、康复专家、肠造口治疗师、呼吸科医生、皮肤科医生、肝脏外科医生、胰腺外科医生、腹膜外科医生、介入放射科医生（他们非常重要，应该领 2 倍的薪水）、姑息治疗医生（他们应该领 3 倍的薪水），以及更多的"XX 医生"、重症监护团队、营养师、艺术治疗师、停车服务员、传呼机、传呼机操作员、电子病历、每个病房的电脑和许许多多的护士。除此以外，你还会认识一小群管理人员，他们负责收集你的数据，与保险公司对接，确保你的处方能准确无误地送到 CVS 分店。

毫无疑问，这份工作中最棒的部分就是与我共事的人。这些寻求并愿意从事癌症护理工作的人与众不同——当然是说好的方面。我们每天都要面对来自四面八方的情绪压力。与其他科室相比，患者在我们护理期间死亡的比例很高。我们的日常充满压力，导致我们的倦怠程度在整个行业中最高。（我的好胜心极强，无论在什么领域拿了第一都很开心，哪怕是这类排名。）在任何社交场合，当人们得知我们是"肿瘤医生"——马上会被称为"癌症医生"时，他们的反应几乎总是："那一定很辛苦吧！"

当患者痊愈时，所有额外的努力、付出的情感、深夜做的记录、清晨查阅的最新文献，都有了意义。当我们在走廊上相遇时，会互相击掌，庆祝团队合作和技术的成功。这是属于我们自己的达阵舞①，只不过更书呆子气一些。治愈的患者带给我们能量，为我们"充电"，

---

① 达阵是橄榄球比赛中重要的得分方式，即"触地得分"。达阵舞是美国国家橄榄球联盟比赛上常见的得分庆祝动作。——译注

让我们实现目标，重新振作。这是非常必要的，毕竟我们在许多无法治愈的患者身上耗尽了"电量"，我们没能治愈他们。在这些时候，情绪能量的流动是反向的，患者及其家属需要我们的能量和支持，这是对我们技能、耐力和同理心的考验。身患绝症的患者迫使我们质疑上帝的公正，令我们失眠，并开始反思是不是当初选择皮肤科更好。有时，我们上床睡觉时会惧怕第二天门诊的到来。

我爱我所有的患者，但我更在意那些已经出现转移、无法被治愈的癌症患者。正是他们在不断考验着癌症中心的团队。在病情最糟糕的阶段，我们应该如何满足患者的需求？这些人勇敢、乐观的精神和活在当下的生活态度时刻提醒着我们，什么才是生命中真正重要的东西。虽然无法治愈他们令我们感到痛苦和疲惫，但我们在他们低谷时给予的关怀和照顾才是至关重要的。只有保持谦卑和低调才能提供这样的护理服务。好的癌症护理服务应该是发自内心的，不需要任何人的注视和监督。

癌症护理团队相互依赖，如果没有彼此的配合，就连最基本的照料也无法提供。在抗癌过程中，患者及其家属会遇到很多人，我们时常忘记我们每个人都会对他人产生影响。实际上，我们对患者说的每一句话，他们都非常重视、渴望，并且记在心里，这些有助于癌症治疗整个过程的护理。如果我们团队中的任何成员，无论是停车服务员，还是资深的主治医师，说错了话，没有尽到自己的本分，或者没有表现出恰当的情绪或同理心，就会酿成更多的痛苦。更糟糕的是，我们有可能在 Yelp[①]上得到差评。许多中心聘请迪士尼作为顾问是有道理

---

① 美国最大的点评网站。——译注

的：我们希望每个人都能度过神奇的一天。

　　癌症是一门利润颇丰的大生意，和所有公司一样，我们也要打广告。如果你不巧在早上6点47分醒来，收看早间新闻节目，就会看到身穿白大褂的我，一本正经地和团队假装谈论一个棘手的病例。我的照片被印在公交车身上，凝望着早上通勤的人们。我上过广播节目，被网友们转发过推特。我要确保所有亲朋好友看到这些广告，并为得到公开宣传的机会而自豪。我们如此努力地营销，我们的"商品"一定货真价实，对吗？我们就是想让你相信，我们能够提供迄今为止最好的癌症治疗，如果你去别的地方，肯定没法活下来。

　　我知道这些广告存在多么大的误导性，一想到有患者对它们深信不疑，我就感到难为情。最糟糕的广告来自全国连锁的癌症中心。它们营造了一种独特、高尚的形象，而事实上，它们的商业模式是为了从每个患者的保险中榨取更多的钱——他们只接收有私人保险的患者。他们注重的是门前拥抱、笑声疗法，以及"将营养品作为传统癌症治疗的补充"这类近乎欺诈的方法，这的确让他们在市场上标新立异，但是并没有带来更好的治疗效果。他们确实让患者感受到了关爱，他们的医护人员也非常优秀，但他们的广告却针对弱势群体下手，将标准护理说成是只有他们才能提供的新方法。

　　购买一站式癌症服务是更好的选择。癌症患者要做很多检查，见很多医生。调动大型的团队协同合作不仅更省力，还能提供更好的护理服务。我们可以共享笔记、扫描和化验结果，从而更快、更深入地知晓患者的病情。时间长了，我们医生可以增进了解，熟悉各自的行医风格和能力，更重要的是能认识到我们自身的不足。我们会在医生休息室碰面，在走廊里谈论患者的情况。我们会协调他们的照护，这些不仅仅是嘴上说说而已。

相比之下，如果有人在所谓的（比如你家邻居牧师说的）人类历史上最伟大的外科医生那里做手术，为了图方便在公司的放射中心做扫描，为了享受最好的停车服务就在家附近的医院看肿瘤医生，那么他的治疗势必会变得支离破碎，效果也不尽如人意。

下面，让我带大家去癌症中心的肿瘤委员会一探究竟，看看我们通常如何给出推荐的治疗方案。肿瘤委员会可能与你想象中的不太一样。在乔治城 / 隆巴尔迪，每周都有十几个肿瘤委员会开会审查复杂的癌症病例。这些委员会由多学科的专家组成，包括外科医生、放射治疗师、肿瘤医生、病理医生、放射医生、社会工作者和遗传学家。医学生和培训医师也会到场，他们主要在一旁聆听学习。癌症治疗是一项团队活动，肿瘤委员会就好比一间"更衣室"，和普通的更衣室一样，这里通常不会有媒体在场，但有趣的是，被讨论的患者也不在这。有时，治疗计划非常简单，就比如一般疾病，我们有标准的应对方案——先做手术（拔掉杂草），再进行化疗（清理院子），最后接受放射治疗（炸掉原来的地方，彻底除根）。

但是，癌症病例日益复杂，仅靠提前预备的标准方案是远远不够的。团队需要为患者量身定制一套巧妙的打法，即"跳蚤战术"。也许当前的科学手段还存在争议；也许是患者的一些社会问题，如保额不足、没有家人帮助、必须保住工作等，导致标准方案无法实行；也许该做手术的外科医生在几周内不能为患者安排手术，等等。这样的延误会不会导致癌细胞有更多机会扩散？有些国家的法律规定，每个新确诊的癌症病例都必须上报肿瘤委员会。在美国，我们的行业几乎没有标准，我们可以为所欲为。不自由，毋宁死。

对于很多病例，我们无须讨论也知道如何应对，但我们依然希望自己的方案能得到肿瘤委员会的认可。但是，当我们不太确定该怎么做时，通常会在会上提出病例。我们可以争论，引用文献，讲述个人的经历以及我们对患者治疗目标和期待的理解。最终的定论往往取决于房间里有谁，谁的嗓门最响或者意见最合理。我们互帮互助，教学相长。结果呢？患者得到了更好的治疗。其实肿瘤委员会并不属于正规的流程，只不过那里集结了一群训练有素但也容易犯错的人，他们利用人类灵感与谬误的一切奇迹，试图帮助他人。

我收到了乳腺肿瘤委员会的特别邀请，让我参与莉莎病例的讨论，我当即拒绝了。首先，我的出现会阻碍大家的自由发言；其次，我不想知道他们说什么。

每天早上，我走进办公室，检查一下"店面"，确保能够正常营业，这时我会看到患者们在走廊上等待我们"开张"。他们迫不得已来到这里，也根本不想待在这儿，更不知道今天会发生什么，只能带着早餐、报纸和手机来打发这焦虑的几分钟，有时甚至是几个小时。

莉莎确诊以后，我才真正开始观察这些人。他们当中也有很多夫妇。好多人没有头发，有的人居然在笑——做化疗还能笑得出来？一位老妇人由她 20 岁的孙女陪着，她也许只是帮忙开车，或者只是来做记录，两个人在角落里玩着拼图。一位不到 40 岁的男人坐在轮椅上，病殃殃的，显然快不行了，而且貌似孤身一人。独自抗癌的患者是我们面临的最大挑战之一，不是每个人的背后都有一大帮亲朋好友的支持，不过大多数人身边至少有一个人，一个朋友或三两伙伴。我不知道这些孤身前来的患者究竟如何挺过治疗。我发现有一对夫妇跟我和莉莎很像，也许我认识他们。他们看起来很正常，穿着得体，可能待会儿还要去上班，现在正默默地看着手机。他们俩谁得了癌症？很难说。两个人明显都很紧张，似乎习惯了在这个熟悉的地方等待。

在成为他们中的一员以前，我从未真正地关注过他们，从来没有感受到他们的焦虑，也从来不知道自己有多么厌恶这种感觉，他们肯定也是如此。生了病的人会觉得生活失去了控制，没法做规划，因为谁也不知道等待我们的是什么。对于这次诊断，我们没有任何心理准备，因此也就不用再做什么准备了。今天的门诊过后，我们会如释重负还是心烦意乱？我们会计划接下来的假期，还是列好遗愿清单？我无法忍受对未来一无所知。我要行动起来，但唯一的行动却是等待。我们都坐在那里等着，表面平静，却心乱如麻。

自从莉莎患癌后，我到岗的时间更早了。我想在那些患者夫妇到来之前穿过走廊，以免从他们的紧张和不安中跋涉，以免不小心听见他们脑海中的声音。我想象着他们心神不宁、思绪乱飞的感受，也许他们甚至想到了葬礼。医务助理大声喊出你的名字，吓了你一跳。HIPAA 隐私条例的效力也不过如此。你从恍惚中回过神，振作起来，走了进去。血压测出来比以往几次都高，大家已经习惯了，并不在意。检查室的门是关着的，你坐在检查台上，身下的垫纸沙沙作响，你不舒服地挪了挪身子。你大口地呼吸着，翻了翻笔记和问题清单，却根本看不进去。隔壁的说话声透过门缝传来，你听到了笑声，那是什么地方传来的？你听见走廊里紧张的谈话声，接着是轻轻的敲门，门开了，我们走了进来。

但这次不一样。这一次，坐在那个冰冷房间里的是我和莉莎。敲门的人也不是我，我在门的另一侧，成了那个听见任何响动都会心惊胆战的人。

第 8 章　　治疗间歇

手术后大约一周，我和约翰回到乔治城找威利医生复诊，顺便了解病理医生的检验结果以及关于我预后的一些情况。从 4 月第一次穿刺活检发现肿瘤到术前准备，我对乳腺中心的候诊室有了心理阴影。这间病房充满了忧虑，我几乎每次走进这里都会发抖。不是因为担心意料之中的坏消息，而是对这个消息究竟能有多坏感到恐惧。

威利医生检查了我的伤口，说愈合得很好。趁约翰在一旁，她查看了引流管，并记下了约翰精心记录的液体排出量，然后她决定拔掉引流管。拔管的感觉很奇怪：她剪断了固定引流管的缝线，从我体内小心地拉出引流管，管子在我的皮肤下面滑动，直到末端最终露出来。威利医生包扎好两个小切口。接着她公布了病理医生的发现：13 个腋窝淋巴结中有 3 个含有癌细胞，乳房内的（即所谓"腋窝尾部"的一部分）6 个淋巴结中也有 3 个含有癌细胞。威利医生欣慰地指出，每个淋巴结中的癌细胞数量都"很少"，"乳房内几乎没有浸润性癌变"。他们在我的肿瘤中再次检测出雌激素受体、孕激素受体和 HER－2 蛋白为阴性，因此我患上的的确是三阴性乳腺癌。

病理报告读起来很吓人，全部大写的诊断结果似乎在强调这一切有多么突然和严重。报告开头就宣布："诊断：右乳改良根治性乳房切除术。"坏消息是我患有高分化微乳头状导管癌，表现为广泛性淋巴浸润，肿瘤栓塞大小为 2.5 厘米。上面还给出了一个我根本看不懂的信息：埃尔斯顿评分 8 分。根据我在网上的搜索，这个分数是分别给肿瘤的 3 项指标打 1~3 分，然后相加得出的结果；分数越高，预后越差[1]。如果是学校的测验，那么满分 9 分拿到 8 分算是个不错的成绩，但是对于埃尔斯顿评分来说，这是个糟糕的分数。我腋下淋巴结的病理结果显示，前两个淋巴结表现出转移性导管癌，尽管第二个淋巴结中只有少量癌细胞。

换句话说，我得的是 ⅢA 期乳腺癌。

威利医生以亲切而慎重的方式，简明扼要地向我解释了报告中的信息，尽量不用过于专业的词汇。约翰坐在检查台旁边仔细地听着，问了几个我不太明白的病理问题。

后来我才知道，所有人都以为我活不成了。这是一种侵袭性乳腺癌，它以迅雷不及掩耳之势攻进了我的淋巴系统，还在我身体里寻找其他可入侵部位，而且肿瘤本身在显微镜下看起来非常致命。然而，老练的威利医生并没有向我透露我的生存机会很渺茫。不管怎样，这已经不重要了，我们还要继续治疗，我不需要她告诉我情况有多糟糕。

这一次，我对坏消息的免疫力变强了。我知道更糟的还在后面，但至少我掌握了全部信息。尽管情况一如既往地糟糕，但说不定它还会更糟：癌细胞扩散到更多的淋巴结，我身体的其他部位长出明显的

---

[1] "Staging and Grade—Breast Pathology", www.pathology.jhu.edu/breast/staging-grade, September 10, 2019.

肿瘤。

我们离开威利医生的办公室，上楼去见刘医生，这次我的身份是隆巴尔迪癌症中心的正式患者。这里的候诊室被打造得尽量让人舒适惬意。我听见悠扬的杜西莫琴声和工作台旁几个人的低语。很快我就注意到，肿瘤科候诊室和普通医生办公室的候诊室差别有多大。几乎每个人身旁都至少有一个人陪伴：25 岁的女儿和父母坐在一起，母亲显然患了癌症；两个 30 多岁的女人陪着另一个女人，我猜那是她们的母亲，她们关切地跟着她走进检查室；还有带着妻子的丈夫，以及带着丈夫的妻子。

我惊讶地发现，几乎没有人显露出焦虑情绪。大家都努力保持着克制、理解和平静的表情。平日里也许会和母亲争吵的女儿此刻都很温柔，面带微笑，忙前忙后。我和约翰对自己的处境可能也表现得很冷静。当然，我们认识这里的每个员工，所以我尽力保持镇定，让自己看起来很好，不让这里的人为我担心或难过，因为一切都会好起来。

我坐下来填写新患者的各种表格，做了体格检查，然后被带进检查室。几分钟后，刘医生出现了。她用职业性的同情目光迅速扫了我一眼，轻快地询问我术后的恢复情况，然后检查了我的切口和引流部位，用纤细的手指轻轻触摸我的伤口。检查结束后，我们便开始讨论即将展开的化疗。

乳腺癌患者几乎都会用到 3 种化疗药物：阿霉素（Adriamycin）、环磷酰胺（Cytoxan）和多西他赛（Taxotere）[或泰素（Taxol），它们是紫杉醇（Paclitaxel）的不同版本，基本上是相同的药物]。这是标准的化疗方案。刘医生介绍了这些药的给药方式：一种是同时输注阿霉素、环磷酰胺和多西他赛，每 3 周一疗程，共 6 个疗程；第二种是"剂量密集型"投药，即先输注阿霉素和环磷酰胺，每 2 周一疗程，共 4 个疗程，然后再输注泰素，每 2 周一疗程，共 4 个疗程。药物的副作用包括脱发（化疗开始后的 2~4 周）、恶心、呕吐、肌肉酸痛、疲劳、更年期提前、心脏损伤和神经中毒，还有很多更严重的情况，比如永久性器官损伤和死亡。之后，我还需要做 35 次放射性治疗。

我们讨论了一项我有可能参加的临床试验，是由开展众多临床试验的西南肿瘤协作组（SWOG）负责管理的。试验共有 4 个"臂"，或者说可能的治疗方案组。第一组是"剂量密集型"投药，即输注阿霉素和环磷酰胺，每 2 周一疗程，共 6 个疗程，然后输注紫杉醇，每 2 周一疗程，共 6 个疗程；第二组与第一组的区别仅在于每周输注一次紫杉醇，共 12 周；第三组是静脉滴注阿霉素和环磷酰胺，共 15 周，然后每周输注紫杉醇，共 12 周；最后一组与第三组的区别在于紫杉醇的疗程是 6 周。我将通过抽签的方式进行分组。刘医生介绍了另一项临床试验，它对 3 种药物采用了不同的剂量，还给其中一组添加了吉西他滨（Gemcitabine），有可能导致更严重的副作用。最后，刘医生还提到一项涉及双膦酸盐[例如福善美（Fosamax）和骨维壮（Boniva）]的骨类药物试验，我可以在化疗结束后选择尝试。理论上讲，这有助于防止癌细胞的骨转移。

在这个我完全陌生的领域，如此繁多的信息和选择令人望而生畏。我隐约听说过这些药，但更多是在新闻里，而不是在临床环境中。我知道紫杉醇来自紫杉树的树皮，是较新的产物；至于阿霉素，我只知道它的名字和阿德里亚葡萄酒（Adria）很像，因为有人曾经开玩笑送了约翰一瓶，现在还摆在他的办公室里；我对拉丁语略知一二，知道 Cytoxan（环磷酰胺）是"杀死细胞"的意思。我倒不是不想杀死细胞，只是"细胞杀手"这样的名字听起来好像会造成大范围的连带伤害。鉴于我们讨论的药物和方案强度，每次化疗后的第二天我都需要注射一针来刺激白细胞的生长，弥补化疗导致的大量白细胞死亡，以免我遭受严重的感染。

我完全不记得那次讨论的内容，但约翰自始至终都坐在那里记笔记，问了很多重要的问题。我不知道，如果夫妇二人对癌症治疗一窍不通，也没有医生朋友或家人来帮忙梳理大量的信息，他们该怎么办。我又一次茫然失措地坐在那儿，一会儿看看约翰，一会儿看看刘医生，希望有人能告诉我该做些什么。刘医生对我说，这是我的选择，但不必急于在今天给出答案。尽管如此，她还是委婉地提醒我，我的乳腺癌有很高的转移风险。

由于我的祖母患有乳腺癌，而我在绝经前就患上了浸润性乳腺癌，刘医生建议我做个基因检测，看我是否携带 *BRCA-1* 或 *BRCA-2* 基因，携带这类基因的人一般容易患三阴性乳腺癌。更多的检测，更能说明问题。

刘医生在当天的记录中总结道："患者表示完全理解上述信息。"我确信我说的是，我理解她告诉我的那些话。我还能怎么说呢？就算我们聊上几天几夜，我仍然无法彻底弄明白。她必须问我这个问题，记录我的回答，这是她的工作，而在某种意义上我也只能说我理解。

约翰总是建议确诊患癌的人兼听则明，因此他也一直在四处寻找其他乳腺肿瘤医生。华盛顿特区的肿瘤医生很多，而且大都非常优秀，不过他们当中许多是私人医生，不是学术医生，所以会给出不同的治疗方案。很多私人医生的办公室都非常豪华，私人病房配备了最先进的化疗输液椅，每个房间都有电视、零食以及其他设施。通常来说，这里没有专科培训医师和住院医师协助治疗，而这种情况有利有弊。私人医生的主要任务是提供癌症治疗的"标准护理"，尽管很多人也会参与一些临床研究。

相比之下，学术肿瘤医生属于以研究为主要任务的团体成员，因此他们有机会参与各种临床试验，比如新药的测试，或者找出老药更有效的给药方式。很多患者一开始找的是私人肿瘤医生，但由于病情恶化，私人医生已经无力回天，他们最终还是转到了学术或研究机构进行治疗。患者总是不断寻找治愈疾病的"灵丹妙药"，或者哪怕能让他们多活几个月的新疗法。此外，在教学医院，主治医生出面以前，接诊患者的往往是肿瘤专科培训医师；如果在非工作时间遇到紧急情况，住院医师和专科培训医师就是守护患者的第一道防线。

约翰非常钦佩和尊重弗吉尼亚州爱若华·斐尔法克斯医院（Inova Fairfax Hospital）的一位乳腺癌医生，于是给她打电话，问她是否愿意同我们见面讨论方案和可能的疗法。在和刘医生见面的第二天，我们就去拜访她了。她的办公室完全不一样，不在医院里，而是位于一栋医疗办公楼内部，候诊室很小，相对较空，但治疗区域宽敞明亮，一尘不染。乔治城大学医院可没有这么崭新漂亮，它成立于 1898 年，是华盛顿特区最古老的教学医院之一[①]。同时，由于地处乔治城市中心的限制，医院几乎没有机会修建新楼，管理部门只能设法让几栋老楼尽量跟上时代，更别提停车场了！

我们和斐尔法克斯的医生说了我的情况，她告诉我一个之前没听过的好消息。她说，尽管三阴性的治疗效果不佳，而且 40%~50% 的

---

① "Medstar Georgetown University Hospital", Wikipedia, September 11, 2019.

病例可能会复发，但是复发大都集中在手术后的头 3 年，如果 3 年内没有复发，那么相对就可以高枕无忧了。许多患有其他类型乳腺癌的女性，尤其是雌激素阳性的乳腺癌患者，甚至在确诊 20 年后仍有复发的可能①。这是我所面临的阴霾和厄运中的一线希望。

她的团队也参与了 SWOG 试验，她查看了一遍我的试验内容，并且很感兴趣，但她提醒我们说，其中一个试验组可能"会很麻烦"。她还提供了另一项临床试验，该试验计划在阿霉素 / 环磷酰胺化疗周期结束后，使用贝伐珠单抗 [俗称"安维汀"（Avastin）]。

我很纠结。我喜欢这个医生。我喜欢她的办公室，虽然看起来有点死板。我喜欢古老的建筑，也习惯了乔治城的魅力与个性。我可以和她一起参与 SWOG 试验，我确实很希望如此。但这会给约翰带来很大不便，因为这里和乔治城正好处于相反的方向。今后，我要服用很多药物来帮助耐受化疗，因此无法独自开车。当然，我也不是不清楚在一个人人都认识我的地方做化疗有多么便利。

考虑再三，我告诉刘医生，我想在乔治城接受治疗，并且愿意参加 SWOG 试验。约翰似乎很赞成，我猜，一方面他希望我加入临床试验，另一方面他觉得化疗次数越多效果越好。对我来说，这似乎是个有利无弊的选择。我说过，我希望对着喉咙喷点雷达杀虫剂就能消灭身体里的癌细胞，因此，超出治疗标准的化疗听上去是最接近，或许也是最稳妥的方法。

约翰似乎有些奇怪，他全程都没有参与决策。他没有告诉我任何

---

① "Breast Cancer Recurrence Risk Lingers Years after Treatment Ends, labblog. uofmhealth.org/body-work, September 11, 2019.

关于我的情况，也没有透露三阴性乳腺癌预后不佳的事实。他很乐意回答我的问题，态度平静且谨慎，但他不打算主动说出他所知道的信息来加剧我的焦虑。他不愿意谈及这些可能也是出于自我保护，如果总想着也许我余命不长，在去世前还要忍受几个月甚至几年摧残身心的治疗，对他的精神状态也没什么好处。他知道我不善于从他那里接受坏消息，也意识到如果真的将那些难以接受的事实告诉我，他很可能要承担一些后果。在之后的几年，他偶尔参加完活动回到家，还会试图鼓励我说，他遇到了谁谁谁，他老婆也是三阴性乳腺癌，5 年都过去了，她还活着！我很难从这些话中获得安慰。相反，我会觉得，"行吧，得这病的能活下来的只有 50%~60%，这人已经占掉一个名额，留给我的机会更少了。"

　　SWOG 试验是我参加的第二项临床试验，第一项是我确诊患癌的那次。我是临床试验坚定的拥护者，约翰就像是这方面的福音派牧师。普利策奖获奖作家悉达多·穆克吉(Siddhartha Mukherjee)在《众病之王》(*The Emperor of All Maladies*)一书中指出，癌症治疗的进展相当缓慢，治疗方法仍然十分野蛮（很快我就能切身体会到了）。正如约翰宣教的那样，造成这种局面的原因之一是仅有约 3% 的癌症患者参与临床试验。但是多年来，癌症患儿的父母为子女报名参加试验的比例高达98%。因此，儿童癌症治疗的进展远远超过了成人。即使没有在约翰的工作中耳濡目染，我本身也倾向于以社区为本，因此我不仅渴望参与临床试验，而且感觉有责任为推动乳腺癌和其他癌症的研究贡献力量。更何况我是真的很害怕，只要能治愈癌症，我愿意去做任何事，忍耐任何痛苦，承受一切。

　　于是，我参加了 SWOG 试验。

当你准备接受虽能治病却也很要命的治疗时，必须采取大量的预防措施。阿霉素有可能导致充血性心力衰竭，因此在我开始用药（更准确地说，给我用药）前，我需要做 MUGA（多门控采集）扫描，目的是检查我心脏的两个心室泵血功能是否正常，并为今后的扫描提供参考基准。

于是，在与刘医生见面的几天后，我又回到了我最爱的核医学科，一位技术人员从我身上抽了一些血，并在其中加入了放射性物质示踪剂。他先让我等待血液和放射性物质混合，再将血液重新注入我的静脉。接着，一台巨大的机器在我身体周围嗡嗡地运转了一个小时，而我一动也不能动。所幸我的心脏状况良好。对癌症治疗了解得越多，我越发感觉自己有多么幸运，因为我的健康状况总体不错，可以让医生自由地"大展拳脚"。并非所有人都有这样的运气，为了避开一些患者的其他疾病，肿瘤内科医生、外科医生和肿瘤放射科医生往往不得不改变治疗策略。

当我回顾 2006 年 12 月 6 日（MUGA 扫描那天）的行程安排时，我非常惊讶：我们竟然在那段时间里做了这么多的事。仅在那一天，早上 7 点 45 分，我们送查利去他正在申请的高中，11 点与他在那里碰面，进行家庭面谈；下午一点我去乔治城做心脏检查；3 点 30 分我们去见了另一个我考虑中的肿瘤医生，不知怎的，我们还在同一时间陪查利去看了牙医，复查了他的牙套；下午 6 点，埃玛去上钢琴课；晚上 7 点，查利去参加童子军活动。我估计我们还吃了晚饭，但那也许超出了我们的承受能力。这样的行程安排表示我们已经将突如其来的治疗需求融入日常生活当中。我想我们确实做到了，但前提是我们得到了我父母和朋友们的鼎力帮助，以后我们还会更加依赖他们。

第 9 章　　不想接受标准治疗

莉莎的癌症标准疗法是"AC 序贯 T"[①]。乳腺癌研究机构发现，与剂量较低、较为分散的投药方式相比，将更高的剂量压缩在更短的间隔内给药（即"剂量密集型"）可以治愈更多患者。这是一系列寻找微小改进的大型试验得出的智慧结晶。当然，"剂量密集型"投药带来的毒性会更大，但这是值得的！虽然缺乏针对三阴性乳腺癌的成熟数据，但这种整体治疗方案据说能将莉莎的治愈概率提高 20% 左右，从"不太好"变得"好一点"。

我们感兴趣的是更高的治愈率。2 号帘子的后面是"临床试验"，这是一项由所谓的合作小组开展的全国性研究。合作小组这个称呼不太贴切，因为其中包含了好几个合作小组，由癌症中心同意联手进行临床研究的团队组成。这是"合作"的部分。然而，这些中心之间竞争激烈，毕竟大家身为科学家和临床研究人员，都想争夺领先地位和学术认可。这就类似于各种大学体育联盟，如大西洋海岸联盟（ACC）、

---

① AC 序贯 T 是一种化疗方案，其中 A 是阿霉素，C 是环磷酰胺，T 是紫杉醇。——译注

东南联盟（SEC）、大十联盟（Big 10）。大家既是竞争关系，又彼此需要，拥有共同的立场。当然，我们杜克人确实不喜欢柏油脚跟[1]，但我们双方都更不待见肯塔基。

这些小组至少获得了美国国立卫生研究院的部分资助，制药公司也会赞助一些研究，但我们发现，如果大型制药公司出钱，试验就有可能丧失客观性。合作小组是真理的守护者，他们会在无关私利的情况下改进疗法，只求患者的利益最大化。因此，他们展开的研究不受行业动机的影响，是最"干净"的。

在莉莎做完乳房切除手术之后，我们在检查室和米内塔会面，听她介绍了化疗方案。米内塔提供的临床试验有 4 个不同的"臂"（即治疗方案组），莉莎会被随机分进其中一组。所有试验组采用的都是 AC 序贯 T，基本药物完全一样，只是给药的方式不同。这些方案都是在标准治疗的基础上做出一些改变，以便验证周期长的治疗是否比周期短的更好，每周或每 2 周用药的时间安排是否会影响疗效。无论莉莎被分进哪一组，她都会得到一种治疗方案。她的命运掌握在随机之神的手中。

克劳丁也加入了我们的讨论，我们随即换用肿瘤医生的行话交流起来。我不耐烦地问了每个试验组的投药方式和时间安排，克劳丁和米内塔尽力向我做了解释。在商量这些方案的过程中，我看了莉莎一眼，她正盯着我们大家，脸上露出困惑的神情。我知道她很感激（我以为我知道），但我也明白这种感觉并不舒服——我们正在决定她的命运。我们让她产生了可以做选择的错觉，可是到头来，所有箭头都

---

[1] 柏油脚跟是北卡罗来纳大学教堂山分校的运动队的名称。——译注

指着一个方向：参加临床试验。

　　对于一个视临床研究为生命的人来说，我的反应很奇怪。尽管我在办公室提出了很多问题，但我从来没有过问这个试验的设计思路。我也没有阅读背景资料，没有去了解 SWOG 乳腺合作小组委员会为什么认为这是一项不错的试验。为什么设置这样几个特定的试验组？延长治疗时间的根据是什么？我压根没有研究统计数据来搞清楚试验规模，也没有问他们在寻找什么样的细微差别。我非常擅长揣摩临床试验的意图，每个月都要为癌症中心审查各种试验，以评估科学质量。只消 5 分钟，我就能给出评审意见。

　　但我没有这么做。

　　我甚至连她的知情同意书都没有看，那份文件上也详细描述了额外的风险。我从来没有问过那个最要紧的问题：这种治疗导致她死亡的概率有多大？我知道这个概率很低，但我也知道它不会是零。我的患者在做出重大决策之前，经常会在最后问我一句，如果换成你的妻子或者父亲，你也会为他们选择这个方案吗？我从来没有问过克劳丁或米内塔："如果莉莎是你的亲姐妹，你会怎么做？"

　　我至今仍然不明白我为什么会这样。我告诉自己，我需要做她的看护人，而不是医生。为莉莎实施治疗的整个系统是在我的监督下建立起来的，我要相信它。不知怎的，我认为我必须对它深信不疑。如果我连莉莎的治疗方案都信不过，那岂不是得质疑我们癌症中心每个医生的治疗方案？我没有提问也是出于对我们医生的彻底信任。我知道，对整个团队来说，为莉莎看病就等同于治疗他们最好的朋友或姐妹。

　　既然要盘点我的过失，那就必须提及我没有认真研究她的癌症这一事实。我从来没有读过她病理报告的全文，因为我看过的那部分已经令我备受打击；我没有查看她的扫描结果；我拒绝在肿瘤委员会的会议上听他们介绍她的病例。官方护理手册第一章的内容是"给予支持并始终陪伴家人"，第二章的标题白纸黑字地写着"研究疾病，确保家人得到适当的前沿护理，不要错过任何更好的方法"。这些我都没有做到。

在她确诊以后，我就做不到了。我会回避任何关于三阴性乳腺癌的午间讲座，哪怕午餐供应比萨。我知道她遇上了多大的麻烦，我知道她将面临严酷的治疗和痛苦、焦虑的等待。但是，我没有对治疗方案提出质疑。莉莎的医生团队非常优秀，他们都是我亲密的同事，如果他们认为这是正确的做法，那就没问题。

随机之神将莉莎分配到了最激进的试验组，我们开始了超出标准的治疗之旅。我清楚莉莎可能会面对什么，那将是一条充满艰辛曲折的道路。

但我那时不知道自己将会经历些什么。

第三部分

找到癌症治疗的价值

华盛顿特区
乔治城大学奥托·J.吕施中心年度研讨会开幕演讲
2009 年 12 月

　　早上好，欢迎各位的到来！很高兴能在这里见到大家，今天是吕施中心年度研讨会的第一场，我们的主题是"打一场更明智的抗癌战"，我希望今后能有更多的机会举办这样的研讨会。我们希望，研讨会的内容和形式能为大家带来前所未有的新鲜感。我们怀着崇高的目标，渴望解决癌症患者面临的重大问题，尤其是那些可能阻碍我们在胃肠道癌方面取得进展的问题。我们还邀请了一支优秀的教师队伍帮助我们明确关注的重点，并要求他们给出一些解决方案。

　　首先，我想讨论一个复杂的主题——癌症经济学，特别是医疗保健的价值。我对这一主题很上心，还在《华盛顿邮报》上发表过一篇相关文章。在座的大多数人肯定都没读过它，不妨让我来分享其中一些要点。

　　在理查德·尼克松（Richard Nixon）总统发起"抗癌战争"的时候，医疗保健还没有像今天这样成为严重的经济问题。1970 年，医疗支出仅占美国国内生产总值的 7%，而现在已经接近 18%；预计到 2020 年，美国的医保成本将居高不下，以至于医保系统本身就可以作为世界第四大经济体，其中将近 10% 都是用于癌症治疗。随着全球在应对传染性疾病方面取得巨大进展，癌症正在迅速成为各个国家首要的公共卫生问题。

　　在我刚刚开启职业生涯的时候，癌症研究涉及所有主要利益相关者的密切合作，来自政府、工业和学术界的代表都可以同桌讨论。在研究领域，优秀的人才一起工作，竞争是稀松平常的事，他们会得到国家癌症研究所的预算（来自税收）和制药行业不断增加的投资等的适度支持。作为专攻胃肠道癌和新药研发的学术研究者，我很荣幸自己也是其中一员。我们并不在意那些利益冲突，也没有意识到谁在为谁买单。癌症正在杀人，我们正在打仗，我们的事业正处于紧要关头——胜利之后，我们再想办法解决其他问题。

　　在我们取得稳步进展的同时，癌症研究领域逐渐发生了改变，就连身处战壕的我们也有所察觉。紫杉醇（商品名：泰素）的发现就是这一变化的分水岭，在这一药物获得美国食品药品监督管理局（FDA）批准14年后，我的妻子莉莎也用上了它。美国国家癌症研究院（NCI）由联邦政府资助的研究人员发现了紫杉醇，美国纳税人为此付出了4亿多美元的代价，这是一笔对我们国家资源的巨大投资。由于美国政府不从事药品生产，因此它以3500万美元的低廉价格将相关权利卖给了BMS制药公司[1]，而后者通过生产销售紫杉醇，获利90亿美元。我们肿瘤学界认识到，政府研究的投资和收入丝毫不成比例，但我们需要BMS的帮助来抗击癌症——就像我们需要洛克希德·马丁公司[2]、

---

[1] 百时美施贵宝（Bristol Myers Squibb），一家全球性生物制药公司。——译注
[2] 洛克希德·马丁公司（Lockheed Martin），一家美国航空航天制造商。——译注

通用动力公司①和诺思罗普·格鲁曼公司②为传统战争供应物资一样。很少有人认为这份"油水充足"的政府合同是不值得的，它当然很值。

短短几年间，癌症就成了"大生意"。我们的监管法律中存在一个故意设下的漏洞，即政府的医疗保健项目——尤其是老年保健医疗制度（Medicare）——就医保价格进行协商是违法的。我们是世界上唯一有这项规定的国家。因此，制药公司、医院和医生可以随心所欲地收取费用，而且大多数时候，他们都能获得与要价相差无几的报酬。这个系统是依赖保险运转的，毕竟如果没有其他人来买单，几乎没人能负担得起任何医疗费用。在座的各位，你们会刷信用卡为自己或家人购买某种新的抗癌药吗？你真能买得起那些标价高昂，却只能带来些许临床效果的治疗吗？你能否像平常购物那样，毫不犹豫地为自己的医疗服务花钱吗？我要买的这个东西究竟值不值？当被问及这个问题时，大多数人都会说，"不，太贵了，不值得"。在这样一个世界里，大多数癌症治疗的花费并不符合传统的价值观。

不知为何，美国公众忽略了一个重要事实：我们在间接地承担医疗费用。我们的工资变少了，税收更高了，我们的国债越来越多，这一切都是因为医疗成本的快速上涨。其中，最能体现这一点的就是癌症治疗的花费，特别是抗癌药的价格。每一次创新、每一个新的诊断工具，尤其是每一种新药，都使得治疗价格不断飙升。他们总是想当然地向大众解释，涨价是由于日益增加的研发成本所致。但是，我们

---

① 通用动力（General Dynamics），一家美国国防企业集团。——译注
② 诺斯罗普·格鲁曼公司（Northrop Grumman），一家美国军工生产厂商——译注

这些研发人员心里更清楚，我们的研究成本并没有明显变化，那他们为什么要提高定价呢？他们的理由是什么？创新非常烧钱，对于这些进展我们理应心存感激。所以赶紧闭嘴，掏钱吧！

就这样，我们进入了 90 年代，抗癌药物的研发掀起了一股疯狂的热潮。几乎人人都参与其中，我可以用一个简单的四步流程来概括当时的情况。第一步：发明一种新的抗癌疗法，不需要一鸣惊人，只要比之前的方法好一点就行。事实上，你可以模仿竞争对手的想法，造出一种"我也一样"（me - too）的药物；第二步：开展大规模临床试验，取得微小但具有统计学意义的疗效；第三步：获得 FDA 的批准，然后定出比以往都高的价格；第四步：从我们毫无章法、背靠保险业务的医疗系统中赚大钱。医院和医生对不断上涨的成本喜闻乐见，在当前的模式下，我们可以将药品加价转售。告诉你们一个肮脏的小秘密：医生会故意开更贵的药。

所有这些都是打着"在抗癌战争中取得进展"的名义进行的。保险公司将成本转嫁给公众，不愿意承认癌症治疗方面的某些进展（甭管有多小）是不值得的。这难道不是对我们资金的最好利用吗？

我们都变得贪婪了，我们失去了客观和单纯。我们的至暗时刻之一就是用"生长因子"刺激化疗患者的骨髓。抗癌药物对患者的骨髓造成了破坏，让我们无法提高剂量——这不仅是当时流行的做法，也是我们从根本上认为会带来更多疗效的原则。传统化疗若想取得更多突破，唯一的办法就是加大剂量，但骨髓遭受的副作用令我们望而却步。于是，我们开发出刺激红细胞和白细胞生成的药物，这些药产生了预期效果，通过增加红细胞，我们预防了贫血；通过增加白细胞，我们让患者摆脱了更高剂量化疗药物的副作用。这一切我都亲身经历过，我的妻子在抗击乳腺癌时接受的就是这种治疗策略。一切都挺好的，对吧？

现在，我要来说说它不好的一面。

制药公司让所有人以为，红细胞计数越高越好，患者会感觉更舒适、更强壮、不会太疲倦，生活质量也更好。虽然临床试验从来没有真正证实过这些效果，但肿瘤医生对这些药青睐有加。的确，它们价格昂贵，但我们可以证明，给大部分患者开这些药是合理的，而且每开一剂药，我们就有钱赚。我们赚得盆满钵盈，几乎一夜之间，肿瘤医生成了所有内科亚专科医生中收入最高的群体，甚至超过了之前的纪录前三者——心脏病医生、胃肠病医生和呼吸科医生。

我们建造了富丽堂皇的癌症中心，有漂亮的大堂、带热带鱼缸的大型输液室、艺术治疗、钢琴演奏和代客泊车——简直就是塞克斯①和比弗利山庄②的结合体。久而久之，癌症治疗中心一个比一个豪华。尽管我尽了最大努力，但我们乔治城的输液室仍旧是老样子：拥挤、老化、破旧，它更像是老式的西尔斯百货公司，与塞克斯大相径庭。我知道，这个疯狂扭曲的系统不会永远存在下去，如果我们不尽快修整自己的癌症中心，就会错过这趟财富列车。提前声明，我失败了。在和管理层的争论中，我从来就没有赢过，相信我，我试过了。我们的行业和个人生计完全仰仗癌症治疗的转售。

接着，一切开始适得其反。这和1929年的大崩盘还不太一样，

---

① 美国塞克斯公司，一家成立于1900年的百货公司。——译注
② 比弗利山庄（Beverly Hills）位于美国洛杉矶，有"全世界最尊贵住宅区"称号，被人们称为财富、名利的代表和象征。——译注

更像是堤坝上的一道裂缝最终导致了灾难性的洪水。当我们都在注射生长因子，哼着"我们有钱了"时，关于红细胞生长因子安全性的临床试验结果浮出水面。为了销售更多的药物，该公司设计了一些提升红细胞的研究，对癌症患者采取了"血液兴奋剂"①治疗。出乎意料的是，实验结果表明，用过实验剂量的红细胞生长因子的患者，由于红细胞计数更高，反而去世得更快。我们开给莉莎的药物实际上可能减少了她的生存机会。这种让癌症再次变得有利可图的策略正在伤害患者。FDA撤销了对这些药物的批准，使得许多癌症服务部门失去了主要的收入来源，也激怒了所有人。然而疯狂的是，即使在迅速减少红细胞生长因子的使用，让我们的热情消退之后，我们的商业模式依旧没有变化，现在也是如此。

我既是这一切的见证者，也是参与者。没错，我们的癌症中心获利颇丰，但是我不能不注意到这种做法其实是本末倒置的。患者以为我们在给他们治病，而事实上，我们宣称取得的"关键""主要"和"巨大"的进步都是微不足道的，与不断攀升的成本不成比例。那么多的资金在我们的系统中流动——从患者的口袋到保险公司和医疗保险税，再到医生、医院和制药公司——按理说，我们应该取得相应的进展了吧。

然而并没有。

我们必须更严谨地思考价值的问题：它的成本是多少？它能带来多大的好处？无论如何，我们都应该打一场更加明智的抗癌战。

在你们眼中我可能就像一个站在白宫前面的疯子，身上挂着一块夹板广告牌，一面醒目地写着"我有办法解决医疗危机"，另一面写

---

① 血液兴奋剂是指通过人为手段来改变血液中某种成分的含量。——译注

着"世界末日即将来临"。我的家人就把我视为这种人，但我就是没法坐视不管。我们必须思考价值的问题。你们瞧，通过打一场更加明智的抗癌战争，我们实际上可以加快进展，取得更大、更显著的进步，会更快地找到治疗方法。只要我们更合理地利用现有资源，就能获得充足的医疗保障。我们要告诉所有人："你们在为自己的医保买单。别再把它当成是免费的了！"

然而，如果我们用价值指标来衡量目前的治疗，那么很多方法都达不到标准。遗憾的是，我和妻子就亲身经历了这一切。莉莎同意我跟大家分享这个故事，主要是因为我在其中显得非常不像话……

当莉莎确诊患上侵袭性极强的乳腺癌时，我的看法瞬间发生了转变，我不再抨击我们功能失调的医保政策，而是沉迷于作为消费者可以无限获取的医保服务。当我们面对那把指向她的上膛手枪时，没有什么抗癌武器是求而不得的。我们有可靠的保险，我们有体贴入微的医护人员，我们有药，最好的药，我们有生长因子，一剂生长因子的价格高达数千美元。我仍高高兴兴地将这些药注射进她的手臂，因为我知道保险会付钱，也知道我们将面对一大笔账单。枪口指着你的时候，谁还在乎这些。今天该怎么花就怎么花，明天再担心钱的问题。

也许一直以来是我太抠门了。我克制自己尽量少用昂贵的疗法，可是这对国家医保债务又能产生多少影响呢？我只是万千肿瘤医生中的一员，凭什么就该我省钱呢？谁在乎花了多少钱？

问题是，我们都应该在乎。我之所以如此关注价值问题，是因为漫天要价会让我们失去进一步的创新和疗法，而胃肠道癌患者正迫切渴望这些治疗。今天的演讲者们将深入探讨我提出的许多问题。我们太浪费了，提供了太多的过度医疗，让患者承受了可能毫无益处的治疗和副作用；我们必须重视医保的价值，只有这样，才能将关注点从边际收益重新转向真正有效的改进；我们需要当之无愧的创新，需要研究出人们愿意刷卡购买的治疗方法。

第 10 章　　就近还是慕远

我和莉莎在做任何家庭决定之前，都会进行一番调查。我们会查看《消费者报告》，阅读评论，还会去商店"近距离了解"所有高价商品。有时，我们会花几个小时选择去哪家餐厅——不想"踩雷"吃到难吃的食物，也不想错过品尝独特美食的机会。为了优化度假体验，我们会研究各种旅游指南。老实说，我们的生活很乏味，没有肆意疯狂，也没有心血来潮。

为什么对莉莎的乳腺癌治疗偏偏和其他重大的人生决定不同呢？这是我的领域，我知道有哪些选择，我也知道有哪些参与者。哪怕只是耳濡目染，莉莎对这一切也很熟悉，她知道很多专业名词，她对未来有预感，不过谈到细节问题，她还是个新手。我一直很重视听取第三方的意见。事实上，我经常建议患者，如果他们只见过我这么一个肿瘤医生，就应该寻求一下其他专家的意见，这种东西过于微妙，充满个人倾向，需要严肃对待，不能只有一个信息来源。我和莉莎也需要这么做，哪怕只是走个过场。

于是我们拜访了另一位医生，她是我的好友，也是公认的乳腺癌专家，只是不在乔治城工作。她刚好在我们社区，听听乔治城以外的人的意见对我来说似乎比对莉莎更重要。我想让莉莎觉得，她可以在她想去而不是我想去的地方接受治疗；我想让她感觉和医疗团队在一起非常舒心，她随时可以提问，发发牢骚。如果由我们来治疗的话，我会把当中的每一处不足——无论是客观存在还是主观感受到的——都视为私人问题。作为乔治城"商店"的负责人，我就是处理投诉的部门。如果她需要与我保持距离，需要比在乔治城更多的隐私，那么我希望她有这样的选择。

我们在迷宫般的医疗办公楼群中找到了这位肿瘤医生的办公室，那里离她的附属医院很远，有充足的免费停车位。候诊室宽敞豪华，摆放着不太陈旧的家具，比患者数量更多的椅子，以及必不可少的鱼缸。工作人员礼貌地为我们办理了登记手续，很快就有人出来接待——没有人认识我。不一会儿，我们被叫去见医生；工作人员领我们走过一个走廊，那里没有护士的身影，没有电话铃声，也没有员工在过道里交谈。我们被"安排"在一间近乎豪华的检查室里，里面有一张崭新的检查台、一个正常使用的血压计，地板也很干净，还听不到墙壁另一侧的讲话声。我有些不自在，而且非常嫉妒。

我的朋友很了不起，是充满自信和同情心的医生典范。对于莉莎的处境，她既乐观积极，又真诚坦率。她提起了米内塔说过的那个试验，还介绍了强度较低的标准治疗方案。然后，她带我们参观了她的输液室，里面有私人病房、玻璃推拉门、纯平电视，空间足以容纳患者和一两名看护人。这里不像我们的"商店"那般喧嚣——我们那儿嘈杂、紧张得就像一座火车站。她的办公室宛如一间顺带提供化疗服务的瑜伽馆。我们很喜欢这种体验，甚至可以想象莉莎在这里接受治疗的情景，那感觉一定很棒。我尽量不发表意见，毕竟这是莉莎的选择。

离开时，我和莉莎聊了几句，交换了彼此的看法。我问她打算怎么办，她说还没有想好。我克制住自己，虽然我很希望她选择乔治城，想让她离我近一些，在一个我熟悉并且能发挥作用地方接受治疗。我想让我们的团队为她做化疗、检查扫描结果、停车；想让所有人都知道，我的妻子正在乔治城接受治疗。我们的团队不仅不会有丝毫懈怠，还会给予她悉心照料。我们的乳腺癌护理团队世界闻名，身经百战。有了米内塔的帮助，我几乎可以放下心来，至少在照顾莉莎时，我可以忘记自己领导的身份，而专注于丈夫的职责。

另一方面，这种便利和熟悉也是有代价的。莉莎不相信我的医学判断，至少不放心我医治自己家人。她也许会征求我的意见，但扭头又会觉得我的回答太过轻率，不解决问题。她经常对我说："我要去找真正的医生问问。"万一在我值班时她突发紧急状况怎么办？如果她发低烧，而我明知道那搞不好就是中性粒细胞减少引起的发热，一种可能致命的并发症，我能对她坐视不管吗？要是她深夜出现呕吐、腹泻、出血、异常头痛或者新的疼痛怎么办？我很怕被逼到那种境地。或许我们还是应该找乔治城以外的医生治疗，这样我就可以解脱了。

经过几天的讨论，莉莎最终选择了乔治城。我松了一口气。

手术之后，莉莎被安排住进了我负责的病房。她的护士我非常熟悉，不仅对莉莎嘘寒问暖，也很关心我。第一天晚上，当我走出医院病区，走进其他患者（很多都是我的患者）的病房时，我惊讶地发现，即使在深夜，很多人的床边都有看护人的陪伴，他们看电视、阅读、陪亲人睡觉，履行看护人的职责。我不禁在想，我们能不能为所有患者提供给莉莎的那种护理服务？我抬起头，心里暗暗发誓，如果我们挺过难关，我将尽我所能为大家效力。

术后的第一夜，得知我们的护理人员——他们算得上是我大家庭的成员——正在照顾她，我感到很欣慰。第二天一早，我看到莉莎坐了起来，阳光把房间照得暖洋洋的，护理团队正在给她上第一堂课，讲的是如何处理引流管。看着我们的团队在熟悉的环境中为莉莎提供护理服务，让我打从开始就感觉轻松了不少。尽管我们遭遇了不幸，但我还是意识到自己有多么幸运。我知道我们的团队对待患者如同家人般温暖，在我心里，团队成员就是我的家人，他们会为患者的各种琐事忙前跑后，是我们的护理团队和看护人，也会成为莉莎的看护人。

第 11 章　化疗第一天

　　手术后大约 3 周，威利医生对我进行了检查，认为我可以开始接下来的物理治疗和化学治疗。令我惊讶的是，尽管这两种方法都叫"治疗"，但差别却相当大：前者是为了恢复力量和灵活性，而后者是为了杀死大量细胞。我的第一次化疗时间定在了 12 月 18 日（周一），在那之后的 24 周里（直到 2007 年 5 月），隔周的周一就是我的化疗日。当时正值寒冬，5 月看似遥不可及。但我是个习惯做规划的人，我开始计划在隔周的周一和即将感到不适的日子里如何做好分内的事。刘医生和约翰向我描述了化疗后的反应变化：头几天我可能会感到恶心，接着副作用会达到顶峰，大约一周后我会陷入低谷，然后又会逐渐好转，直到一周后接受下一次化疗。

　　不过开心的是，我要先做物理治疗。做理疗的地方通常是一个大房间，里面还有许多其他患者，但由于我需要袒露胸部，因此我被单独隔离起来。理疗师为我按摩疤痕，目的是尽量减少疤痕组织，恢复我的胸肌。她还帮我按摩了手臂下方的区域，并且再次强调了威利医生说过的关于右臂的禁止事项，然后又补充了几条：高温和阳光直射、热水浴、紧身衣物以及任何医疗相关事宜，比如测血压或者打针。她告诉我，坐飞机时需要戴上压力袖套，摆弄园艺时应该戴手套，且平时尽量穿长袖。

这听起来一点也不好玩。不能打网球，不能打高尔夫，不能举重物，不能晒太阳，不能泡热水澡，更别提我需要做的事，比如种花、拎着行李箱上飞机、买菜。我知道，一旦淋巴水肿不是闹着玩儿的——长期的肿胀和疼痛——但是，过度谨慎地预防会不会比得病本身更煎熬？我不想让自己的胳膊就此废掉，于是在各种限制的边缘反复试探，却没能得出任何不同的答案。

我决定暂时不去担心这个问题。我会定期去做理疗，认真锻炼身体，最终想清楚我到底愿意放弃什么，愿意甘冒患淋巴水肿的风险去做什么。理疗本身就是一种令人愉悦的休息。在理疗师帮我按摩切口周围区域的时候，我会和她聊聊电影、运动和周末的计划。

理疗结束后，我来到乔治城医院的输液室。我第一个遇见的是病区秘书，她女儿曾经帮我们照看过孩子。见到熟悉的面孔，又受到如此热情的接待，我感到非常高兴。她陪我走进一间从前的病房，里面有一张床、一把躺椅和一个卫生间。

这个病区只收治参与临床试验的患者。很快，我就见到了这里的核心和灵魂人物——梅赛德丝·沃森（Mercedes Watson），她似乎永远都在和临床试验的患者打交道。梅赛德丝是理想的化疗输液护士——能力出众、从容镇定、风趣幽默、充满爱心。她拿着针头和管子来到我身边，开始为我输液。我的情绪立刻起了变化，突然间感到很害怕。我说过，我一直都很讨厌针头，每次打针都要下很大的决心。输液就更难忍受了，尽管我不久前才输过液。

刘医生提出可以为我植入一个静脉输液港，以减少"扎针"的次数。

介入放射科医生会通过一个快速的门诊手术，将输液港植入患者的锁骨旁。有了输液港，医生可以用导管从患者皮下的开口连接到大静脉，既方便输注化疗药物，又可用于抽血化验。由于接入输液港的针头很短、很细，也不需要扎进静脉，甚至不用深入身体，因此患者不会感到疼痛。并且在插入针头以前，医生还会给局部涂上麻醉药膏。我的化疗药物中有一种叫作阿霉素，它会对静脉或任何它接触到的部位造成损害。手臂的静脉很细，而且几乎是抽血和静脉注射的唯一通道。就我而言，我的右臂已经无法正常使用了，也就是说，我的左臂静脉将在余生中承担全部的医疗职能，因此我理应保护它免受进一步的虐待。尽管输液港的好处很多，但我还是决定暂时不做植入。毕竟我刚刚经历过大手术，几周以来一直在应付麻醉、伤口、医生和各种检查，实在没有精力去面对更多的事情。现在回想起来，这个选择或许不够明智，但在当时是可以理解的。

尽管我很害怕，但还是设法保持手臂一动不动，梅赛德丝很快便开始给我静脉注射化疗药物。显然化疗护士最擅长静脉注射。（记得我生查利的时候，产科护士在静脉注射时遇到了困难，后来还是约翰打电话从隆巴尔迪叫了一个护士来帮她！）

每次化疗最先输注的是抗恶心药和类固醇——后者是用来强化前者效果的。接着，梅赛德丝会带着"红魔"过来。阿霉素是最适合使用静脉输液港的药物，之所以被称为"红魔"，是因为它不但是红色的，而且副作用很大。它会对接触到的组织立即造成损伤，因此护士通常会用针筒来进行注射，而不是将它装在输液袋里慢慢输注。如果出现阿霉素从静脉渗漏的迹象，就要立即停止输液。梅塞德丝提醒我，随着阿霉素在我体内的代谢，接下来几天我的尿液也会是红色的。我不知道它对我的肾脏会有什么影响。

我们坐在那里，梅赛德丝试图分散我的注意力，问起我家人（她从来都没有忘记过）和我自己的情况。但是，我们都目不转睛地盯着大针筒的活塞缓缓下降，看着红色的液体源源不断地顺着管子流进我的手臂。没过多久（也就20分钟左右），我就毫发无伤地完成了第一波化疗输液。接下来是环磷酰胺，这次采取的是传统的输液方式——挂在架子上的静脉输液袋——大约需要一个半小时。每隔一周，我都要在输液室待上五六个小时，在此期间，我可以独自一人看看电视，小睡一会儿，写写圣诞贺卡。

尽管我的右臂在手术后变得很脆弱，身体的其他部位也饱受化疗的折磨，但我不想打破每年写圣诞贺卡的惯例。我决定不把自己患癌的事写在贺卡上。我从感恩节就开始写贺卡，当时我对病情了解不多，因此什么也不想多说。况且，在圣诞贺卡上告诉别人自己患了乳腺癌感觉挺扫兴的——这不是我想传达的信息。如果有必要让大家知道这件事，我会通过其他方式告诉他们。能有时间去做一些既正常又特别的事，真是太好了！

我甚至不需要去为孩子们操心。早上我送他们上学，放学后我父母会照顾他俩。我的父母真是不遗余力地帮助我们，在我化疗的日子里，他们总是无条件地随叫随到，从早到晚地照看孩子们和家里的狗。

尽管他们心甘情愿，无私奉献，但他们的一些做法仍然令我难以释怀：他们从不过问我的情况，甚至从来不曾解释这么做的原因。我确诊患癌的那天，我父母几乎没有当面跟我确认这件事。在我俩向孩子们说明情况的时候，他们很快就回避到一旁。也许他们觉得很难面对这样的事情。我知道他们在乎我、担心我，或许正是因为太过在意和害怕，所以有些话他们反而说不出口。但是，我感觉很受伤，而且这种伤害随着每一轮的化疗不断加剧，尤其是在接受化疗后的第二天，我的婆婆总会打电话来询问我感觉如何，这让我父母的沉默显得更加刺眼。

我的父母出生在大萧条初期，上高中时又赶上二战。那一代人形成了当今时代少有的坚忍不拔的品格，但是像他们这样缺乏情感表达的情况似乎还是很少见。在我的记忆中，他们从来不会拥抱亲吻，也没有对我们说过"我爱你"。上大学时，别人跟家里打电话，挂断之前都会说上一句"我爱你"，而我担心那会让父母尴尬或者不舒服，所以从来都不说。

父亲经常提醒我们，他是"大萧条时期的孩子"。他最初在印第安纳州的小镇长大，深受中西部自力更生文化的熏陶，或许这就是他不习惯表达爱意的原因。他是年迈父母唯一的孩子，他的母亲在 60 多岁时死于乳腺癌，6 个月后他父亲差点死于充血性心力衰竭，这些都给他的心灵留下了创伤。他认识到，事情并不总是一帆风顺，生活会带给人不幸的意外。他似乎认为，人们必须把恐惧和焦虑藏在心里，坚持活下去。同时，他也有着坚定的信仰——他的父亲是卫理公会事工，母亲是教堂管风琴师，他在神学院学习了两年，意识到自己真正的使命是从事新闻工作。我认为，他的信仰也影响了他处事的态度：顺其自然，从不以为自己的问题比别人的更重要。

在情感上表现出距离感似乎是我母亲的一贯做法，她不仅在高度紧张时会这样，而且和他人（包括家人在内）交流时也是如此。她们一家来自佐治亚州的不伦瑞克，但是直到 20 世纪 40 年代她上高中时才在那里生活，因为她父亲曾在美国驻洪都拉斯、危地马拉、古巴和多米尼加共和国的大使馆担任各种职务。我不知道她是因为经常搬家才变得超然冷漠，还是因为无法和他人建立亲密关系才变得乐于搬家。我母亲在杜克大学上大四那年，我父亲赢得了她的芳心。当时她联谊会的姐妹们四处打听是哪个追求者得逞了，显然，她甚至连对我父亲的感情——我们所说的"爱"——都守口如瓶，直到不得不将它公之于众。他们婚姻生活的最初几年显然很幸福，但是在我出生以后，母亲便不再表露自己的情感，因此我看到的一直是他们之间的疏离。不知怎的，这样的距离感却造就出了一个非常亲密的家庭，只不过这个家的人总喜欢压抑情感。

一天，我向露西吐露了心声，说父母的所作所为令我受伤和困惑。她决定亲自帮我解开心结，找机会问问他们为什么不主动关心我的近况。我想，她的直截了当和我受伤的事实，肯定会令他们非常惊讶。母亲没说什么，我并不感到特别吃惊；而父亲承认，他本人——甚至可能是他们俩——不善于表达情感，也不喜欢面对不愉快的话题。他也替母亲说了些话，因为他明白我需要（通过露西）知道他们都很关心我，只是他们不擅长这么做。

对于他们来说，表达爱最自在的方式就是行动，是他们为我们做的无数琐事，是他们花在我们身上的大把时间。我们一起看戏，每隔几周一起吃饭，每隔几天见一次面；我父亲几乎参加了孩子们的每一项体育活动。在我确诊后，约翰告诉我，我父亲曾向他打听过我的一些情况。我确信，他在这么做的时候内心肯定没少纠结。父亲去世以后，有个朋友对我说，在我确诊后，他曾对她说，他觉得我相当勇敢，他为我能积极面对困境而感到骄傲。为什么他从来不当面告诉我这些？理性的那个我可以理解他为什么没有过问我预后的具体细节。然而令我震惊和受伤的是，他见到我时却没有勇气询问我的状况。

我母亲不愿意承认任何人的病情，包括她自己的，唯一能让她自在表达情感的就是动物，尤其是狗。我想，我和露西多少有点嫉妒那些狗，因为它们对着母亲可以为所欲为：跳上家具，啃咬古董，捡回砸在刚刷过的墙壁上的脏球，从橱柜里叼出盘子舔。如果狗走起路来一瘸一拐，不出 5 分钟就会被我母亲带去看兽医；如果狗不幸得了癌症，我母亲肯定愿意为它做任何事，每天都要过问它的情况。是的，我就是对母亲从来不把注意力放在我身上而感到不满。

近年来，我父母的身体日渐衰弱，精神状态也不如从前，他们越来越依赖我，但我还是没有从他们当初的反应中走出来。这个努力工作、想得到宠爱的女儿如今身患重病，渴望听到父母的几句好话和一点关心。即便在我感到受伤时，我也会提醒自己，尽管他们说不出那些话，但他们却愿意为我们去做任何事来表达自己的爱，正是他们的关爱和付出，我们全家才能轻松地挺过病痛带来的磨难。在化疗的那几周里，我坐在乔治城医院的输液室，终于有时间认真思考。我很感激他们对查利和埃玛的悉心照顾，但我同时觉得伤心和愤怒，因为哪怕我病成这样，也无法让父母流露出本性之外的一些温柔。

然而，我并不是在化疗第一天就彻底想通这些的。离开的时候，梅赛德丝给了我一份接下来一周需要遵循的医嘱，包括我要服用的抗恶心药。她提醒我，由于化疗会严重损伤我的白细胞，因此我比一般人感染病原体的风险更高。白细胞可以抵御感染，但化疗药会杀死快速分裂的细胞（尽管人们希望它们能针对癌细胞下手），比如毛发、指甲、以及鼻腔、口腔和胃等器官的黏膜受损就比较明显，因此白细胞会受到连带伤害，但它也是身体不容易失去的一部分。

　　那天，我离开医院时，脑子里已经被灌输了一大堆如何避免感染的注意事项：远离其他患病的人（也许在低谷期，我还得远离非家庭成员），远离公共场所，不要吃新鲜的水果或蔬菜。约翰提醒过我，肿瘤科护士会给患者下达严格的命令，而他们肿瘤医生往往对此嗤之以鼻。我没有洁癖，而且一直坚信适当接触细菌有益健康。与我们社区家长的普遍观念相反，我允许孩子们碰触脏东西，甚至捡起掉在地板上的食物吃掉。在化疗的期间，我确实比以往注意一些，因为我知道身体还没有做好充分的防御准备。但是，我不会与世隔绝，也没有放弃吃新鲜的水果、蔬菜。或许我比较幸运，化疗期间我从未感染过疾病。我也明白，把自己隔离起来，整天吃桃子罐头，对健康也没有好处，反而患抑郁症的可能性会超过感染的风险。

　　当我结束第一天的化疗准备离开输液室时，梅塞德丝让我第二天去乔治城注射非格司亭（Neulasta 或者 Pegfilgrastim）。这种药需要在化疗后大约 24 小时进行注射，它能刺激骨髓产生"健康"的白细胞来抵消药物的副作用，从而促进体内白细胞的生成，抑制免疫系统的衰退[1]。或者说，有望达到这样的效果。

　　第二天，我和约翰一起来到医院，只用了不到 10 分钟就完成了注射。护士随口说了一句："马歇尔医生，其实你可以在家给妻子打针。只是打一针而已，你们没必要特地跑来乔治城。"约翰上一次给人打针还是在 15 年前，可她哪里知道这些呢？毕竟，打针能有多难？他可是医生啊！

---

① "Neulasta", www.chemocare.com/chemotherapy/drug-info/Neulasta.aspx, September 14, 2019.

第 12 章　　假发（莉莎篇）

　　长久以来，我一直是癌症领域的圈内人士。我从患者及其看护人和家庭成员那里听到过太多的故事，他们当中既有出席隆巴尔迪癌症中心年度盛会的世界著名运动员，也有我根本不认识的人。在得知我的丈夫是肿瘤医生后，他们就想向我讲述自己的癌症故事。后来，我确诊患上了约翰经常公开抨击的那种癌症。突然间，我成了乳腺癌联谊会的一员。在确诊以前，我对这个组织知之甚少，但现在它经常给我发送支持和鼓励的消息，并向我提供信息。这些信息大都来自通过共同好友与我建立联系的陌生人。

　　在乳腺癌患者分享的建议中，排在首位的是如何应对即将到来的脱发。通过新建立的乳腺癌网络，一位朋友帮我联系上了她的朋友，对方的乳腺癌治疗进度比我快。她告诉我，一旦开始化疗，就应该着手购买假发，以便在脱发时做好准备。她向我推荐了乔治城一家名叫"Lucien Et Eivind"的发廊，那里提供从挑选"新发"到剃掉旧发的全程服务。起初，我不确定要不要去。我知道，如果从指定的供应商处购买假发、外科手术胸罩和乳房假体，就可以让保险支付这些费用。这类供应商的名字都很直白，比如耐久医疗中心、全国医疗用品公司。

但当我给他们打电话时，接线的尽是一些粗鲁的男人，冷冷地告诉我他们的营业时间和服务内容，听起来丝毫不会顾及一个刚被切除乳房的女人的感受。

威利医生的执业护士告诉我，诺德斯特龙（Nordstrom）[①]有专门负责假体和乳房切除术胸罩试戴的人。当我给保险公司打电话时，对方告诉我，无论这些项目和假发的供应商是谁，他们都会承保，我只需要办理手续即可。我对签字、填表的热爱是有限度的，而填写保险文书是我最不想做的事之一。当我在做的一些事总是提醒我，自己现在有多么与众不同时，我倒宁可破个例，让自己感觉和别人无异。

在这家发廊，汉斯（Hans）负责接待那些即将脱发的癌症患者。一周前，我在乔治城大学的"容光焕发"活动中认识了他。"容光焕发"是一个非营利性组织，它的任务是教癌症患者用化妆品和装饰物（比如假发和围巾）来掩盖化疗带来的明显伤害，毕竟化疗总是让人看起来病恹恹的：半透明的苍白皮肤，没有眉毛和睫毛（在参加这个项目以前，我从未想过这会是一种新的耻辱），都会让人难以直视镜中的自己。"容光焕发"组织在美国各地举办免费活动，教癌症患者如何画眉，如何戴围巾，如何用化妆品来弥补癌症治疗对皮肤的影响等。除此以外，你还可以免费领取化妆品公司捐赠的化妆品。

手术后大约 2 周，我来到隆巴尔迪医院的主会议室，我曾在这里参加过员工的宝宝派对。此刻，这地方被布置成了一间教室。汉斯和负责该项目的社工兴高采烈地迎接我和其他女性的到来。会议室的桌子上摆着台镜，镜子后面放着椅子，方便我们就座后面朝会议室的前

---

① 美国高档连锁百货店。——译注

方；每面镜子旁都有一个化妆包，里面装着我们将会用到的东西。汉斯向在场的 10 位女士做了自我介绍，他告诉我们在癌症治疗期间皮肤和头发可能发生的变化，然后热情地指导我们如何用各种化妆品让自己容光焕发。

这是我第一次和与我有同样遭遇的女性"聚在一起"，感觉很有趣。化妆包里装满了粉底、遮瑕膏、腮红、眼线笔、睫毛膏和口红。已经很多年没有摆弄过化妆品的我仿佛又回到了少女时代。我很高兴能和这些女人分享经历，嘲笑彼此化妆时的笨拙，更不用说把围巾系在头上，让自己变得更漂亮。当我们画坏了眼线，打歪了围巾的花结时，就会咯咯地笑起来。汉斯向我们保证，头发没了以后，围巾会更容易系一些。他把脱发描述得很吸引人！每个月，汉斯都会抽出时间在乔治城开展这样的活动，而且做得有模有样。他幽默风趣、见多识广，不会把我们当成是娇嫩的花朵或者有缺陷的人。

过了一周，在我第一次化疗的 2 天后，也是查利和埃玛放寒假的第一天，我们全家开车去发廊为我挑选假发。我想让我的假发得到所有人的认可。我希望在接下来的 4~6 个月，我的外表尽量让约翰感到舒适，而两个孩子（14 岁的男孩和 10 岁的女孩）心直口快，很可能有什么说什么。我不想因为单个乳房，让孩子们感到难堪，像当初我的高腰牛仔裤那样（他们确实说过后者让人尴尬，但从来没有提过前者）。埃玛建议我买一顶蓝色莫霍克发型[①]的假发，但被我婉拒了，因此我也不知道他们能帮上什么忙。

---

① 莫霍克发型起源于美洲的印第安部族，该发型要剃掉头两侧的头发，只在头顶中间留下一窄条头发，之后再将这些头发向上竖起固定。——译注

　　汉斯出来接待我们，带我们进入一个私人空间。他首先领我们参观了他的假发室，那里肯定有一百多顶假发，全都戴在泡沫塑料的模型头上。我们啧啧称奇，开始挑选起来。我的头发已经很短了，但我对它的态度就和乳房一样，没有什么不舍。我的发质不是很好，这也是我留短发的原因之一，我一直羡慕其他女人浓密的长发。在我考虑未来 6 个月的新造型时，汉斯提醒我，不要选与我现在发型差别太大的假发（蓝色莫霍克假发惨遭淘汰）。他说，这是为了避免别人对我无端揣测，方便我出门，让我感觉自己和正常人一样，不必逢人就解释自己的病情。

　　汉斯让我坐在美容院镜子前的椅子上试戴假发，好戏开始了，每个人都玩得很开心。患癌的日子虽然不好过，但总算有一些欢乐的时刻，我想尽力好好把握。我试了几顶沙金色的短假发，最后选了一顶带点刺发的假发。它让我看上去和原本的自己很像，只是更前卫一些。大家热情一致地通过（也许妈妈现在看起来会酷一点），于是汉斯下了订单。我原以为这顶假发和我自己的头发差别很大，然而 5 个月后化疗结束，我重新长出头发（虽然我看着还是很秃）摘掉了假发时，教堂和学校经常有人问我怎么回事。他们根本没发现我一直戴着假发，也不知道我做过化疗！直到看见我的光头，他们才意识到肯定发生了不寻常的事。

　　在我们离开发廊前，汉斯建议我几周后一旦开始脱发，就过来让他剃掉头发。根据他的观察，患者每天早上醒来看见枕头上有大把落发会很难过，提前理掉头发能让脱发变得更容易接受一些。

　　12 月下旬，就在元旦前某一天，我早上醒来，发现枕头上有一缕"期待已久"的落发。洗头时，碎头发沾在我湿漉漉的手上。我早知道这一天会到来，可亲眼看着自己的头发脱落时，还是令我大受打击。当我冲洗手上的头发时，不由得哽咽了。我走出浴室，垂头丧气地对约翰说："我想我该去找汉斯了。"

1 月 3 日，也是第二轮化疗的第二天，我忐忑不安地来到汉斯的特别房间，准备理掉头发。我没让任何人陪我，约翰上班去了，查利和埃玛也在假期结束后返回学校。我很确定自己一个人能应付得了。汉斯问我，想不想看着他给我剃头，这个提议很体贴，但被我拒绝了。他让我背对着镜子，用电动剃须刀轻轻地理去了我的头发。这是一种奇怪的体验，在患癌以前，我从没想过剃光头。等我准备好回头时，他将椅子转了过来，让我面向镜子。还不算太糟。我曾经渴望的前卫感，现在绝对有了。汉斯还教我如何佩戴和打理假发。挑选假发的关键之一是选真发还是人造发。做过化疗的那些朋友推荐我选人造发，因为这种假发比真发便宜得多，而且造型和状态能保持得更好。虽然人造发戴着有些扎人，但看起来挺逼真的。我对自己的样子很满意，即使它突然间变得如此不同。

我去学校接孩子们放学，得到了他们的一致好评。这让我很庆幸当初让他们陪我一起挑假发。那天晚上，我摘下假发，给大家看我的光头。埃玛想在我的头上画画，就像他们在学校给一位患乳腺癌的老师头上画画那样，但是被我拒绝了。孩子们显然很喜欢我的新造型，似乎一点也没觉得别扭。约翰夸我看起来既性感又可爱，我也有点喜欢它了。看着自己光溜溜的脑袋，以及那上面我从未见过的凸起和雀斑，真是有趣极了。第二天早上，我起床洗了个澡，按照汉斯的建议抹了一些洗发水来保持头皮湿润，并冲洗干净，然后换好衣服。完全不需要吹干、定型、擦护发产品。戴上假发，我就可以出门了。

即使假发成了我的一部分，我也从来没觉得戴上它自己就彻底正常了。我心里一直明白，那不是真实的我。但它的确让我看起来比较正常，避免了朋友对我健康状况的疑心和陌生人好奇的眼光。然而时间长了，戴假发让我越来越不舒服：前面的一些头发经常遮住我的眼睛；头皮不但发痒，还总爱出汗。除非有客人来访，不然我在家根本不戴假发。有时，即使有家庭成员以外的人在场，我也会把它摘下来。偶尔，孩子们会邀请朋友来家里玩，我能听见他们正在靠近我所在的房间。这时，我觉得有必要提醒他们我没戴假发，于是我会大喊："脱帽中！"查利（或埃玛）会很随意地跟他们的朋友说："我妈妈没戴假发，你想看看吗？"朋友犹豫不决地走进房间，睁大眼睛看着我，然后心满意足地离开。这些经历总是让我会心一笑，秃头——至少暂时的秃头——并不完全是件坏事。

第 13 章　假发（约翰篇）

在告知患者可怕的确诊结果后，肿瘤医生接下来的任务就是介绍治疗方法及其副作用。癌细胞和正常细胞有一个共同的基本特征：许多正常细胞像癌细胞一样，也依赖细胞分裂，因此很容易受到化疗的影响，比如血液细胞、皮肤细胞、口腔和消化道黏膜以及（很多人最担心的）毛发细胞不断更替，需要全天候制造新的细胞。然而，化疗带来的许多更痛苦、更危险的副作用——骨髓细胞减少到无法抵御感染的地步，长一嘴疼痛难忍的口腔溃疡，或者由于胃肠道黏膜受损而导致严重的脱水性腹泻——人们对头发的依恋在这些痛苦面前，似乎都相形失色。

通常，肿瘤医生会先列出可能致命的永久性副作用，因为它们最让我们担心。但是，在介绍这些吓人的副作用的过程中，我们能从患者眼里看到意料之中的恐惧，也是悬在他们心头最关心的问题。那不是"这药管用吗""有没有办法减少副作用"或者"这么做值得吗，"，他们真正想问的是："我会掉头发吗？"多年来，我已经学会要先回答这个问题，反正答案只有两个："会"或者"可能不会"。只有把这个问题解释清楚，患者才能听得进更重要的话。但是，只要提到脱发，屋里的气氛就会变得紧张起来。患者及其伴侣会短暂地交换一下悲伤的眼神，然后畏缩不前。有些勇敢的患者会张开发僵的嘴唇，说出"谁还需要头发？"这种颇具哲学意味的话。但很多人会沮丧地坐在那里，一副痛苦的神情。奇怪的是，男人对脱发的反应往往比女人更强烈。女人了解假发，而且能接受自己最终要戴假发的事实。没有规定禁止男人戴假发，但老实说，他们确实不应该戴——谢天谢地，他们几乎从来都不戴假发。

有的患者说："你让我干啥都行，除了吃会让人脱发的药，不然我宁可去死。"还有的说："一想到葬礼上，我光着头躺在棺材里，我就受不了！"我们想方设法打消患者对于脱发的恐惧，以免他们做出后悔莫及的选择。我们也向他们介绍同样脱发但幸存下来的患者；为他们推荐假发商店、网站，以及任何能阻止他们做出错误选择的东西。偶尔我们也会在争论中败下阵来，不得不采取不会导致脱发的治疗，哪怕这会使疗效大打折扣。

很多抗乳腺癌的药都会引起全身毛发的脱落，取而代之长出细软的胎毛。许多化疗药物会导致患者头发大片脱落，很难不引起他人的注意：脑袋上的头发稀稀拉拉，这儿是几处斑秃，那儿还剩些头发，即便如此，很多患者舍不得仍然放弃最后那几缕头发。（我对此感同身受，毕竟这和我本人保住头发的方式很像。）他们用棒球帽或围巾来掩盖几近光秃的脑袋，或者买一顶大软帽走到哪儿戴到哪儿。

我试着解释说，穿西装戴棒球帽，这谁看不出来啊。"剃掉吧！"我想大喊，"趁这次机会！你会看起来又酷又性感。告诉世界，你得了癌症！"不妨再打上一两个耳洞，或者给后脑勺弄个文身。（我建议写上"癌症糟透了"。）当你在枕头上或洗澡时发现第一缕掉落的头发时，不如把它剃光，这样一来，等最后一缕头发脱落时，你就不会感到恐惧。把剃头当作一个新的开始，而不是结束。

在我们全家与乳腺癌战斗的这些年中，最美好的回忆之一就是买假发。莉莎尝试了一些新造型：金发、黑发、金属色、刺猬头、长直发。她和孩子们似乎玩得很开心，脸上洋溢着欢乐的笑容。我无法共享他们的喜悦，并试图掩饰自己的情绪。我并不想败坏大家的兴致，但是每一顶假发，每一次模特般的走秀，让我看到的并不是莉莎的清新时髦，她的假发也不是用来避免被人注视的道具。

在我眼里，莉莎真的病了。

尽管我在工作中总是安慰患者不要担心秃头，并且盛赞女性的假发，但我痛苦地意识到了它的缺陷，假发就是假发。我们几乎一眼就能看出别人戴了假发，只不过就像"你怀孕了吗？"这个缺乏边界感的问题一样，我们永远不会开口去问。大多数患者接受化疗后体重会下降，面颊消瘦，脸色苍白，假发也变得越来越松，四处滑动，需要不断地调整。有些患者不管去哪儿都戴着假发，绝不允许别人看见自己的秃头；有些患者即便卧床不起，却依然坚持戴着假发，而此时假发往往太松，以至于患者扭头和你打招呼时，假发没有跟随脑袋一起动，而是留在了枕头上。看着莉莎尝试一个又一个新造型，我想起了我母亲的假发，想起了每个患者日渐衰弱的模样，戴假发已经不足以让人想起曾经的他们，只会半遮住他们的眼睛。

当莉莎试戴又一顶假发时，我看到的只有她奄奄一息的样子。

"你觉得这顶怎么样？"莉莎和孩子们打断了我悲伤的思绪。

"我很喜欢！"我答道。

第 14 章　一见钟情

1981 年 10 月 3 日，我和约翰在一次兄弟会聚会用的啤酒桶前相识。当时我 18 岁，是杜克大学大二的学生；他 20 岁，正在杜克大学念大三。

老实说，我对他一见钟情。这个身材瘦高、棕色卷发的年轻人，穿着黄色的纽扣衬衫和旧旧的深蓝色毛衣，站在一圈人的另一边，散发着自信、幽默和温暖的气息。他冲我笑了笑，眼睛里闪烁着某种恶作剧的光芒，然后我们聊了起来，他来自肯塔基州的列克星敦，他问我从哪里来，我说："弗吉尼亚州的亚历山德里亚，可能你没听说过。""其实，我在那儿上的高中。"他回应道。原来，我们两人的高中在同一条街的对面，我念的是公立高中，而他念的是私立寄宿男校。很快我们发现，我们的母亲都得过癌症。

我很高兴能遇见这样一个男人。他是上世纪六七十年代在南方长大的，因此带有一些性别歧视，但却不会将我的智慧、野心和独立视为威胁。事实上，他似乎很欣赏我的这些特质，并为我和我的成就感到骄傲。他会不加掩饰地享受那些在别人看来很女性化的事情。他做饭、打扫，不爱穿牛仔裤和 T 恤，他也很会表达自己的情感（和我的家庭正好相反），充满爱心和关怀。他还很重视我的想法和言论。

幸运的是，这份一见钟情的爱是相互的。约翰总是逢人便说，我俩认识的时候他的处境非常糟糕。在我们相遇的前一天晚上，他祈祷能有人出现，帮助他改变人生。（他可能已经讲过这个故事了吧。）我也感觉我一直在寻找某个人，而约翰似乎就是完美的人选。（他不是十全十美，但相当接近。）我们相识以后，彼此就再没有与别人约会过。我们计划等我大学一毕业就结婚，尽管我们各自的父母私下找我们严肃地谈话，劝我们不要这么早结婚。虽然在我毕业后，我们都没有工作，也没有任何明确的计划，但我们非常相爱，不想分开生活。

为了省钱，约翰用 3 年时间从杜克大学毕业，他一直在努力考取医学院，在肯塔基大学上课来提高自己的学业成绩。他大学前两年的成绩并不理想，因此他需要尽力弥补。1984 年，随着我的毕业和我们婚期的临近，我们决定尽量申请同一地区的医学院和法学院，希望在读书的同时也能一起生活。然而，事与愿违。6 月，我们结了婚，那一年我 21 岁，约翰 23 岁，他开始在路易斯维尔大学读医学院，而我将弗吉尼亚大学法学院的入学时间推迟了 3 年，并在路易斯维尔找了份工作来养活我们。

尽管父母非常担忧，但我们的决定显然都得到了满意的结果，我们建立了稳固的婚姻和家庭。我从法学院毕业后，我们带着爱犬在弗吉尼亚州的阿灵顿定居。那几年，我们在各自的事业中有所发展，直到查利出生，我便逐渐减少了在华盛顿律师事务所的工作。埃玛出生后，我每周在家工作大约 15 个小时。8 年后，我辞了职，成为"专职志愿者"——我喜欢这样称呼它。我的职责包括教会的执事和长老，学校的班级妈妈和理事会成员，以及女童子军的"饼干妈妈"。此外，我还是癌症支持组织"健康社区"（The Wellness Community）当地分会的创始董事会成员——该组织现已更名为"希望互联之癌症互助"
（Hope Connections for Cancer Support）。

　　我减少工作并最终辞职的一个重要原因在于，约翰的事业如日中天。他应邀在全国和世界各地就胃肠道癌和新疗法的开发发表演讲，他需要和制药公司讨论关于癌症新药的问题，因此经常出差。我决定让自己不再受制于私人律师事务所的要求和时间。我认为我有必要为家庭做出牺牲，但这的确改变了我们的婚姻——我不再赚钱，也就是说所有收入都要依靠约翰。聚会时，很少有人找我谈工作，如果他们问起来，我会含糊地说自己是个全职妈妈，参加了很多志愿工作。然而，人人都想和约翰聊天，虽然他们没有把我彻底晾在一边，但显然约翰才是令人瞩目的明星，不仅因为他有工作而我没有，而且因为他风趣幽默、魅力十足。

　　约翰说起话来一针见血又不失俏皮幽默。他喜欢故意挑衅，这通常能给他带来不错的效果，哪怕会让周围人感到不舒服。他敢拿陌生人开玩笑，而且还能让对方回之以热情的微笑！甚至大力配合他！换成别人的话，肯定免不了挨揍，至少也会被狠狠瞪上一眼。他挑选的话题通常具有争议性，他不仅为了博人一笑，也想在他熟悉的领域（比如医疗保健）破除一些旧观念。

　　约翰喜欢受人关注，这一点最初体现在他儿时的梦想上：成为百老汇音乐剧明星。他给我讲了他在学校演出的故事，用他那一流的男高音演唱歌曲以及百老汇经典音乐剧的片段。他将自己非凡的舞台表现力转化成了出色的公众演说能力，几乎每周都要外出演讲。他的幽默感也让患者对他崇拜有加，因为他待人热情，还敢拿他们最大的恐惧开玩笑，让他们敞开心扉。

当你和一个被朋友们戏称为"怪咖先生"的人生活在一起，他的事业突飞猛进，而你为了支持他放弃了自己的事业时，你的自尊心会受到打击。在我确诊乳腺癌之前的几年里，我和约翰偶尔会为了优先家庭还是事业而争吵。虽然他隔三差五跟我说，他愿意待在家里，让我回归职场，但是我觉得，如果他真这么做了，会活成行尸走肉。我曾开玩笑说，他外出演讲兼具了两件我最害怕的事：坐飞机和公开发言。但对于约翰来说，外出旅行和受人关注是他的命根子。直到我确诊患上乳腺癌我才发现，我们都觉得对方并不是真正感激我们的付出，以及为了支持彼此理想和家庭需要所做的牺牲。也许，正是患癌让我们重新学会感激对方。

遗憾的是，我患的是约翰的头号死敌——乳腺癌。实际上，乳腺癌可能比他更受人关注。当约翰面对肿瘤学界的群体（从制药公司和癌症护理倡导者，到私人执业肿瘤医生和学者）发表演讲时，他宣扬的最重要的观点就是他对乳腺癌的"憎恨"。我之所以加引号，是因为我不确定他是否真的恨它——尽管离"恨"也不远了。他憎恨的不是疾病本身，而是粉红丝带、防治乳腺癌的跑步募捐，以及通过这些营销手段获取的资金。一直以来，约翰会在演讲中穿插几分钟的怒骂，质疑为什么乳腺癌得到的经费是其他所有癌症加起来的 10 倍。可以想象得到，这些话并不总是受欢迎。一次，在他的演讲结束后，我在卫生间听到几个女子聊天，对他涉及乳腺癌的言论感到失望和愤怒。"他怎么能这么说？！难道他不关心患乳腺癌的女性吗？""他说得轻巧，他永远也不会明白。"他曾在演讲中途遭到听众辱骂，但他丝毫不为所动。

你们肯定觉得，约翰的立场也会给我带来困扰。乳腺癌会要了我的命，毁了我们的家庭，把我从他们身边夺走。"难道你就不想倾尽全力寻找方法，减轻治疗的副作用，让子孙后代免于患病的威胁吗？"然而，我一点也不这么觉得。

我认识到，我和其他乳腺癌患者的生命并不是唯一重要的。我们的生命固然可贵，但骨癌患者、脑癌患者，尤其是约翰的胃肠道癌患者的生命也同等重要。我见过约翰的很多患者及其家人，接受过约翰治疗的人或者已逝患者的家属经常来找我们。我很理解他们迫切希望看到癌症治疗取得进展的心情，也能感受到"只有乳腺癌才能让白宫挂上丝带，让美国国家橄榄球联盟整整一个月使用粉色的防滑鞋钉和毛巾"这些事令人多么沮丧。约翰理应为他的患者和他们的疾病大声疾呼。他应该指出这一事实：与乳腺癌——我认为这一群体已经迷失了方向——相比，其他所有癌症的经费都严重不足。

无数的病痛折磨着全世界的人们，我没有理由认为自己的疾病或者治疗方法就比别人的更重要。也许这是个无解的问题，但我很高兴约翰引起了社会的重视，如果他需要唤起人们对"乳腺癌组织"的关注，我也会支持他。也许乳腺癌组织可以拨出部分资源，帮助其他癌症以及各种致命性疾病的宣传和筹款。我知道，这不过是痴人说梦罢了。

第 15 章　　看护人 1.0

　　莉莎确诊乳腺癌的时候，我们已经结婚 22 年了。我们按照预想养育了两个孩子。我的输精管结扎手术是我花过最值的 60 美元，从那以后，莉莎再也不需要服用避孕药了。（看在上帝的份上，我们可不想增加她患癌的风险。）我们适应了各自的生活和职责：我负责赚钱，莉莎负责我们全家的日常。我们各有各的重心，各有各的优先事项。有时，这些优先事项是一致的，但通常来说并不一样。莉莎每天阅读体育版，而我则浏览讣告；莉莎把锻炼放在首位，而我根本没时间运动。每天早上，我离开莉莎和孩子们去上班，为癌症患者治病，管理一个复杂部门的运作，还有开不完的会；但在莉莎看来，我"有机会"上班，与人交谈，可以从家务和育儿中得到解放。我们都觉得对方的生活更加美好、有趣、轻松。

　　我们之间产生了一种积压已久又鲜少谈及的相互怨恨。也许，这不过是所有已婚人士年深日久的一个必经阶段。我感觉自己尽职尽责地从事着一份消耗情感和体力的艰辛工作，而莉莎要送孩子们上学，组织筹款活动，把我们的钱捐给有意义的事业，还要搜寻最棒的演出门票。当然，我可能经常需要出差，但是为了跟家人一起看演出，参加孩子的独奏会，或者仅仅为了回家，我总是疯狂地赶飞机回来，这令我压力倍增，但在莉莎眼里，出差就是我逃避生活琐事的借口，因为我可以去新的地方，结识新的朋友，在新发现的餐馆吃饭。

我投入了大量时间，谈了太多工作上的事，明显感觉心力交瘁。我全心全意为家庭付出，我的职业选择很容易被理解为是为了他们。我不会大晚上和哥儿们出去玩，也不会参加户外高尔夫球活动。我在勉强自己，莉莎也一样。我们的相处已经沦为一种例行公事，单调乏味，近乎无聊的边缘。（我讨厌无聊。）我们所做的一切都是出于全家的利益，很少为彼此做一些特别的事。我们是很棒的团队，全职合伙人，浪漫不是最重要的。除非孩子们长大离家，我退休，或者我们其中一个人去世，否则我们不会有太大的改变。

看着自己的患者，我时常感觉看护人比患者的处境更艰难。尽管手术化疗十分痛苦，但作为"补偿"，患者会得到关注、礼物、假期、睡眠、药物、问候卡，还有很多人的关心。所有目光都聚焦在患者身上，所有人都为她祈祷。孩子还能得到一些点头赞许和几句体贴的话语，但是看护人往往会遭到冷落。而且，明明看护人付出更多，睡得更少，却没有祝福卡片，也得不到关注。看护人不可或缺又默默无闻，他们就好比赛车手的维修工、高尔夫球手的球童、明星的摄影师，当一切进展顺利时，根本没人注意到你，可是一旦出错，所有人都会指责你。看护的工作并不适合我。

这还不是最糟的！如果患者已经进入癌症晚期，尤其生命只剩下6个月的光阴，那么看护就会变成全职的工作。"临终"看护可能是最困难的，看护人需要24小时不间断地维持患者的生命。想象一下，你要面对一个没有自理能力的婴儿，而他无法带来成长的惊喜，也不能达成任何重大成就，只会不断地衰弱下去，疼痛、无力、体重减轻（为了让患者多吃一口而精心烹制的美食基本上都进了看护人的肚子，后者的体重反而增加了）、没有体力出门、在生日宴会上睡过去、圣诞节也不下楼——所有的庆祝活动只是在不断提醒人们即将失去的一切。你所照顾的这个人是你生命的伴侣，是你的全部。你无法想象一个没有她的世界，但从很多方面来说，她已经离你远去。

如果莉莎死于癌症，那么我能想到的就是我还得继续活下去，每天都怀念我那无可替代的人生伴侣。我将失去上帝派来拯救我的这个人，她是我的船舵，我的良知。我见过太多人在爱人死于癌症后尝试继续生活，让自己适应从看护人到丧偶者的突然转变。有些人试图创造一种全新的生活，也许会重塑自我，但很多人却失魂落魄，在余生的日子里独自徘徊。我不免将自己也视为一个孤独的徘徊者。

我有一大堆的不足，照顾他人便是其中之一。我的家人可以作证，平时他们感冒、胃痛、发烧或者膝盖擦伤，我几乎不管不问。除非伤口很深需要缝针才会引起我的注意，但得不到我的同情。只要不是危及生命的重疾，我都会感到厌烦。我没有继续从事初级保健工作是有原因的，凭什么我要把宝贵的技能和时间浪费在小毛病上？反正对于大多数小病小痛，医生什么也不需要做。即使我的患者问起流感疫苗、血压、糖尿病，或者担心身上的痣，我也不大在意，除非那会影响他们的癌症治疗。让他们的看护人去操心吧——我没有时间和耐心，也没有充足的"带宽"①。实际上，我偶尔还是在乎的，只不过如果在

---

① 带宽是指一个人在规定的时间内能够处理的问题的总量或者信息量。——译注

握着患者的手陪在他身边之外，我什么也做不了的话，我会很失望。我不擅长握着手给予对方情感的支持。一言不发地待上 30 秒，我就会浑身不自在，坐立难安，然后试着开个玩笑，或者提一个不恰当的问题。我有一种想取乐的冲动，如果气氛不允许，我就会看看手表或手机，翻翻杂志，最后只能自娱自乐。

可悲的是，我对家人的态度比对患者、教会里的熟人或任何人都要差劲。他们已经不指望我会关注他们平常的病痛，只要涉及家庭成员的疾病，我就会丧失判断力和客观性。他们觉得，身边有个医生就像常备一把瑞士军刀一样，用处很大。但当他们带着病痛寻求我的帮助时，我会像所有优秀的医生那样，在脑袋里列出各种"鉴别诊断"，只不过我能想到的不是那些常见的可能性，而是绝症。如果埃玛发烧，那一定是白血病；如果查利踢完足球屁股疼，那肯定是骨肉瘤；如果小狗连续几天拉稀，那绝对是犬结肠癌。

莉莎确诊乳腺癌时，乳房切除手术就安排在几天后，我脑子里冒出的第一个念头就是她有可能挺不过手术。要知道，虽然我是个乐观主义者，但我清楚任何全麻手术都有百分之零点几的死亡率。当然，十万分之一的确很罕见，但总有人是那个"一"，而且说不定就是莉莎。一向业务熟练、做事有计划的我自然慌了神。我不知道她把电脑和银行的登录信息放在哪里，她平时是怎么支付账单的？我从来没有管理过我们的家庭事务，全都由她一手操办。她经常让我感觉自己啥也做不好，一提到家务管理，我就挫败感十足。我能够预见，我记错的每一笔账，在万能的 Quicken①中遗漏的每一个条目，都会给她带来不可

---

① Quicken 是一款个人财务管理软件。——译注

估量的烦恼，比化疗更让人恶心。同时，我还得面对这混乱的局面，让大家因为我的无能而心情紧张，她甚至会祈祷肿瘤长快一些，好让她脱离苦海。我意识到自己需要恶补"家务基础"，而且必须尽快。

莉莎表示赞同。我们在她手术之前腾出时间，让她手把手地教我。

莉莎开始"授课"："这是我保存密码的地方。你必须牢记它们，然后把写有密码的纸吃掉。"

密码有将近 100 个，毫无规律可言，尽是一连串奇怪的 n0Mb3Rs 和 LeTteRz，每个账户都不一样。没人能黑进我们的世界，包括我自己。

她继续说着，语速快得我脑子完全跟不上，也来不及做笔记："这样可以登录银行，这样可以查看你的工资单，这样可以确保它是正确的，这样可以支付账单，一定要按我的方式去做。我把孩子们的记录和所有重要文件保存在这里，其他重要文件放在这里。这是我的保险箱钥匙——你的那把呢？"

我的额头开始冒汗了，我不知道我的钥匙在哪儿。我一般只会把这类东西放在一个地方，但我完全没有印象自己把钥匙放在哪儿了。我走到我的秘密抽屉跟前，打开我的秘密盒子，里面放着我唯一的密码还有一把钥匙，和莉莎的那把很像。我停下来，抬起头，感谢上帝。由于过分担心钥匙被弄丢，我把她刚才跟我说的话都忘光了，而且那张写有全部密码的纸已经被我吞了。如果莉莎死了，我们就完蛋了。

我需要加把劲，重新安排眼前事务的优先级。莉莎是第一位的，孩子们第二，工作第三，我的其他事放在最后。到时候，锻炼、旅行、深夜聚会和外出聚餐什么的会变得更少，但愿这一切都是暂时的。手术，接着是几个月的化疗，然后是恢复期。至少，我每天向患者描述的就是这样的治疗过程、期待的进展和希望的结果。只要熬过这个阶段，就能回归正常生活。

当然，我明白，这不会只有几个月。

我清楚作为看护人的一些基本要求，必须保持健康，我必须继续工作。有工作，才有医保，而且我们还需要支付房子、学校、食物、汽车和取暖的费用。我要不要放慢工作节奏？很多人都在指望着我——医院员工、患者、崇拜我的粉丝。如果放慢脚步，哪怕是一点点，我在寻找治愈癌症时辛苦得来的成果会不会付诸东流？我暂且没有做任何决定，只是发了几封邮件说我可能得取消几个预定的行程。我接下来两个月的门诊都排满了，如果莉莎在乔治城做化疗，我就可以在陪伴她的同时继续工作。

在任何关系中，都存在一种自然的、有规律的能量流动。业力变化，往复循环，阴阳交替。在人的一生中，这种流动有时是单向的，比如，为了医学会或律师资格考试学习、怀孕、工作中的挫折，不会与朋友或孩子相处。在我们一起生活的大部分时间里，我发现很多时候这种流动对我是有利的，以我和我的需求为中心。当这一切不可避免地回归平衡时，就到了我开始回报的时候。

当癌细胞侵蚀一个普通家庭时，藏在衣柜里的骷髅[1]会发出更大的声响。我见过很多夫妻分道扬镳，因为巨大的压力使得他们原本脆弱的关系不堪重负。性趣减退，每个人都承受着额外的负担，必须做出牺牲，心里往往揣着没有说出口的怨恨，内心在呐喊："她怎么可以得癌症？癌症竟敢破坏我们的生活，凌驾于我的幸福之上，搅乱我们原有的秩序，干扰我的事业，夺走我们性生活的快乐！"当然，我

---

[1] 英国谚语，指的是不可告人的秘密或者家丑。——译注

不能对她、对我们的朋友、对她的朋友这么说，更不能对孩子们这么说。我还没有找到宽解的办法，因此没有宣泄的出口。我只能默默接受，克制自己的愤懑，将它丢进心底的垃圾堆。

我很自私，不确定自己是否能做到。我需要关注和情感的表达，需要时刻充电，需要对未来充满期待。我和莉莎的关系很稳定，但是我们之间的激情已经消退。如果她无法再给予我我所需的东西，我要么就这样继续生活，要么会选择其他方式满足自己。我想到了我的患者，我听说过的故事，那些因为癌症而分手的夫妻。其实，这与性无关，尽管性也是很重要的一个方面。更关键的问题是，情感和支持的流动是单向的。患者索取很多，但只能回报一点点。至少这是真实存在或者看护人感知到的。我和莉莎已经在酝酿着对彼此的怨恨，如果这种情感长期只能朝一个方向流动，也许会让我们彻底决裂。

我需要向所有人证明，我不仅能说到，还能做到。作为充满关爱的癌症医生，我应该是这份工作的不二人选！我对癌症、化疗、副作用和期望了如指掌，我有多年指导患者及其家属抗癌的经验，我帮助他们渡过难关，我为他们提供行之有效的策略来应对孩子，我已经为这个角色训练了半辈子。每个人都对我说："有你在莉莎身边，她真幸运。"每个人都对莉莎说："有约翰在你身边，你们都会好起来。"他们还对我们俩说："你们已经是这方面的专家了，肯定会没事的。"

因此，当我接到给莉莎皮下注射非格司亭（这种药可以升高她因化疗而降低的血细胞计数）的任务时，感觉没什么大不了的。我们经常要求患者及其看护人自行完成皮下注射。这很简单，而且大多数时候护士会教他们怎么做，并且监督他们完成第一针，确保他们操作正确。尤其有的患者以前就给人打过针，或者其看护人是医务人员，我们甚至会跳过培训环节，没必要浪费彼此的时间。我们只需要快速说明特殊情况，保证这项任务能轻松完成即可。

我是一名真正的医生，尽管过去 10 年，我没有给任何人打过针，但是我懂行。不过，我从未给人注射过非格司亭，护士们也没教过我，她们都以为我会；也可能我向她们表示自己成竹在胸，毕竟我给患者开过几百次这种药。虽然未来会怎样我们谁也不知道，但打针我绝对能做好。

那天晚上就是我一展身手的关键时刻。当时我们在浴室——我们家处理各种医疗问题的场所。孩子们本想围观，却被我们临时赶了出去，他们躲在外面的过道上。我从冰箱里拿出非格司亭，又从盒子里取出注射器。我快速扫了一眼，确保药物和剂量无误，是为莉莎准备的——标准的最佳做法。我找好位置，在她的胳膊上擦了点酒精。莉莎摆出一副"慷慨就义"的神情，我便把针头扎了进去，很快将非格司亭注射完毕。紧接着，莉莎发出一声痛苦的尖叫，感觉都能吓得邻居去报警。孩子们跑了进来。"怎么回事？"莉莎哭了起来。她透过泪水，狠狠瞪了我一眼——只有愤怒的妻子才会这样。浴室里瞬间挤满了人和生气的怒火，我决定先让无能的自己离场。

第二天一早，我低着头走进莉莎做化疗的输液室。梅赛德丝是莉莎的主治护士，也是我的好友，她立刻就明白发生了什么。梅赛德丝用责备的语气问："马歇尔医生，你不知道怎么打这种针，是不是？"

"我以为我会。"我尴尬（应该说是羞愧）地答道。

"你让注射剂达到室温了吗？"

"没有。"

"你慢慢推针了吗？"

"没。"

"你看没看说明书？"

"没看。"

梅赛德丝嫌恶地摇摇头，让我坐下，帮我恶补前一天被我拒绝的课。大约一周后，莉莎原谅了我。我开始阅读说明书，并按照指示，小心翼翼地完成了剩下的注射。我说过，我经常在演讲中提到我们家的故事，而"打针"很快就成了其中的固定节目。我跟患者及其家属也讲过，每当我给他们开这类需要自行注射的针剂时，就会重提这个故事。我也会在培训时给专科医师讲这个故事。我想要告诉大家，我作为医生的傲慢给妻子造成了怎样的伤害；我想要告诉大家，"事事无小事"的重要性，以免他人像莉莎一样遭受痛苦；我想要提醒自己，我们的治疗手段对于患者来说是多么复杂且具有破坏性；我想要提醒自己，多花点时间把打针这样的小事解释清楚，让别人的夜晚好过一些。

第 16 章　最后的圣诞节

　　12 月 18 日，我接受了第一轮化疗，接着就到了圣诞节。这似乎比感恩节还要难熬，因为在首次化疗的一周后，我整个人会处于低谷期，而那一天正好是圣诞节。我们全家原本打算去肯塔基州，我父母和露西不想独自在家庆祝节日，于是计划了圣诞旅行。

　　到头来，只有我们 4 个——以及我们的"客人"达摩克利斯之剑①——在家过节。我们不甘心计划落空，感觉自己需要，也应该去做一些特别的事。这会不会是我和家人的最后一个圣诞节？我无法打消这个念头，也不敢去细想。我不禁想起，约翰曾在霍利确诊后向她保证，那年的圣诞不会是她最后的圣诞节，可惜他错了。可恶，如果这是我最后的圣诞节，那我一定要好好过。于是，我们在城里最豪华的餐厅锡特罗内尔（Citronelle）——由名厨米歇尔・理查德（Michel Richard）经营——预订了圣诞晚餐。

　　节日当天，我们拆了一上午的礼物，午睡了片刻，又玩了一

---

① 源自古希腊传说，用来比喻舒适安宁下隐藏的威胁，或者随时可能降临的灾难。——译注

下午，刷了圣诞必看的《查理·布朗的圣诞节》（*A Charlie Brown Christmas*）。然后，查利和约翰换上最好的西装、打了领带，我和埃玛穿着优雅的礼服，全家驱车前往乔治城中心。一路上，我们为沿途的房屋和商店里闪闪发光的彩灯而惊叹。餐厅里摆放着茂密的绿植，闪烁的白色灯光照亮了昏暗的房间，开放式的厨房散发着温暖的光和热，让人倍感温馨。这是一个纯粹欢乐和放纵的夜晚，我们一边谈笑风生，一边品尝一道又一道美味佳肴。著名的米歇尔·理查德甚至邀请孩子们到后厨参观他们做饭。这是我们最难忘的一个节日，并不是因为它令人悲伤，而是因为它令人愉快、幸福，充满爱意和节日的氛围，对我们全家来说，它是如此亲切，又如此真实。

不过，这会是我最后一次过圣诞节吗？有时，我不得不面对这样的现实：我可能活不到明年的圣诞了，或者后年，或者在孩子们长大之前的什么时候，约翰老了，不会考虑再婚，而我觉得自己已经到了可以去世的年龄。从确诊到手术前的这段时间，我想了很多，一方面因为这是我前所未有的经历；另一方面因为我担心自己在麻醉的状态下死去，我对此的恐惧不亚于对癌症的担忧。我很害怕，我不介意想到自己在某个时候死去，只是这实在太快了。在治疗的各个阶段，我有足够的时间思考死亡。当我在输液室或者隆巴尔迪的候诊室时，我看到了一些正在接受最后姑息治疗的人，他们勉强支撑着，但坚决不认输。

我是个追求实际的人，不喜欢过分乐观地看待问题，且做最坏的打算对我很有帮助。我非常善于想象糟糕的事情发生在我或者我爱的人身上，因此从某种意义上讲，当亲人去世时，我可能早在心里做过哀悼。我在霍利和我婆婆的葬礼上都没有哭，但是在得知她们不久于人世的时候，我哭了。我接受死亡是生命的一部分，也明白有些人的死会比其他人来得更早。

但是，如果我告诉别人这些想法，对方通常会感到震惊。我郑重地宣告，我不想活到连自己喜欢的事都不能做的地步。我认为在美国，人们与死亡的关系是不健康的。我们不停地与病魔斗争，还期望他人也去战斗，不管这场斗争会令人多么不快和疲惫。要知道，并不是所有人都想战斗下去。

我之所以能够相对平静地面对死亡，信仰帮了我很大的忙，但是和许多有信仰的人一样，我也有过怀疑的时候。讲求实际的那个我再次出现了：死了以后我什么都不知道，所以这一切和我有什么关系？我真正在乎的当然是被我抛下的人，首先就是约翰。在我治疗期间，我们从来没有开口说起我可能会死的事实，但我猜他肯定想了很多。经历过母亲患癌去世的痛苦，他难免会将她生病卧床、憔悴不堪的样子联想成我。他可能将自己放在了他父亲的位置，努力维系着一切，让孩子们快乐成长、继续生活，照顾奄奄一息的妻子。

我不希望我的孩子们在没有母亲的陪伴下长大。从约翰的经历中我能了解那种感觉：当你体验到生活中的乐趣（比如毕业、工作、结婚、成就、生子）时，无法与她分享你的喜悦、自豪和兴奋；而且，在你面对生活中的挑战时，你需要能够寻求他们的建议。尽管约翰他们姊妹三人很幸运，有一位非常了不起的继母——在他们母亲去世后不久，她就成了他们的母亲——但是在他们成长的过程中，在经历人生的高潮和低谷时，没有母亲陪伴的遗憾和悲伤依然存在。

我也不想让我的家人承受煎熬：明知道我快死了，还要眼睁睁地看着我一天天衰弱下去。我不想让他们感到伤心或孤独。唉，我父母将他们的悲伤深深地藏在心底，他们甚至无法相信我患了癌症。人不应该在 40 多岁的年纪就死去，子女不应该比父母先走，父母不应该还没当上爷爷奶奶就撒手人寰。

话说回来，纯粹出于私心，我也不想死。我才 43 岁。我想看着孩子们长大成人，想知道他们在哪里上高中、上大学，他们会学什么专业，和谁结婚，给孩子取什么名字。我还有很多想法要告诉他们，有很多建议要提醒他们。我不想缺席这一切。

我逐渐意识到，无论你对"死亡"这一概念有多么乐观，但真正面对死亡完全是另一回事。在过去的几年里，我的父母因年事已高，不得不应对越来越多的健康问题，这让我更充分地体会到了这一点。而且很显然，他们都做好了离开的准备。在父亲去世前的几个月，我陪他一起坐在急诊室里，因为他经历了一些"小插曲"。我看得出他眼里的恐惧，当他意识到人生可能就此结束时，泪水顺着他的脸颊滚落。他是一个有着坚定信仰的人，中风令他的身体日益衰弱，显然他感觉生活中只剩下沮丧和无聊，不值得为之努力。但是，他也想看着孙子、孙女长大，兴许还能看到他们的孩子。他想见证并参与未来的一切。

我应对这些现实问题的唯一办法就是不去想它。没错，我们都清楚，压抑和否认不是好事，但对我来说，这是必不可少的情感保护措施，是我在面对无法避免的恐惧和压力时的良性反应。我相信，信仰不仅仅是我们在面对可怕又令人沮丧的世界时一种给予安慰的机制。我信仰上帝，因为我几乎每天都能看到和感受到上帝在我身边。所以，我全心全意地信仰上帝，但我并不认为，上帝会因为我很特别就亲自出手拯救我。信仰让我接受这样一个事实：无论我和家人遭遇了什么，上帝都在那里。这样的认知让我得以放开脚步，继续前行。生活中有太多我热爱的事物，我觉得没必要纠结可能发生的坏事而毁掉那些欢乐的时刻。我也不想破坏别人的生活。查利和埃玛不需要在母亲去世前就为她哀悼，而约翰要照顾每一个人，忙得不可开交。为了我们全家和我自己，我不想把时间浪费在悲伤和恐惧上。

在治疗初期，我拜访过一位专门针对乳腺癌患者的心理医生。我不确定自己是否需要疏导，过去我也没有看过心理医生，但我不想让自己出状况。于是有一天，我来到她的办公室，一进门就注意到每张桌子上都放着一盒纸巾。（我想："我应该在这儿大哭一场。"）她人很好，和我谈了许多基本的问题。第二次我也去了，治疗进行到一半时，她说，本质上讲，她认为我不需要心理疏导。她接着说，根据她的经验，那些感觉生活不如意的人患上乳腺癌后往往会做出巨大改变，而那些生活称心的人——尽管她们确诊乳腺癌——通常会维持原状，我就是后者。

事实上，面对死亡会让你更加珍惜眼前的一切，比如那个圣诞节。生命对于每个人来说都是短暂的，很少有人真正做好了赴死的准备。我们总是有无穷无尽的期待，但享受生命的唯一方式就是活着。因此，从这个角度来看，比原计划更早地面对死亡的威胁可谓是一种幸运，这么说并不过分。

人们为我患上癌症而感到遗憾时，我会真诚地说："其实，这总比被公交车撞到要好。"我是认真的。如果我即将死于乳腺癌，那么我可以提前做好准备，让家人做好准备，向他们道别，给孩子们写封信。我记得，有一天我和霍利坐在一起，当时她已经接近弥留之际，却还在为儿子的家庭作业犯愁。于是，我们聊起了让孩子写作业的话题，我意识到，霍利想要担心的只是儿子能否完成他在学校的课业。对我们所有人来说，这些烦恼是特权，不是负担。为了应付这些琐事而活是值得的，它最起码表示你还活着，还可以享受琐事以外的生活，享受美好快乐的时刻，甚至是美好快乐的岁月。

在锡特罗内尔吃完圣诞大餐后我们开车回家，此刻的道路比进城时安静了许多。14 岁的查利早早就表现出他在美食方面的天赋，向我们层层分析他的甜点——米歇尔·理查德的拿手菜"早餐惊喜"。它看起来像是煮鸡蛋、香肠、培根和土豆饼，但实际上是用巧克力、蛋奶沙司和其他糖果做成的。我们讨论了余下的寒假各自想做的事，规划着未来，哪怕只是短短几天，也会让人感到安心。无论我看上去多么快乐和平静，我的脑海中始终闪现着一个念头：这可能是我最后的圣诞节，说不定明年我就没法庆祝了。

到家后，我们围坐在圣诞树旁，欣赏着这棵我们精心布置的杰作——我们亲自挑选、装饰了它，并且小心照顾，以免它散架。我们缓缓地走上楼，换上新的圣诞睡衣。我和埃玛像往常一样读了会儿书，约翰和查利聊着天，然后我们亲吻了他们两个。"这个圣诞节真棒，你觉得呢？"我问。约翰笑了笑，一把将我环住，紧紧地抱着我。"是的，"他轻声说，"最棒的。"

第四部分

礼物

华盛顿特区
乔治城大学
专科培训医师午间系列讲座：医患互动
2009 年 8 月

　　我想了解一下今年截至目前的进展，确保一切顺利，尤其是对于你们第一年的学生。有时我们自己也会忘记，从内科住院医师到血液肿瘤专科培训医师是一个多么大的转变。对于刚到乔治城的你们来说，这更是翻天覆地的变化。因此，请继续思考你们想要讨论的问题，比如患者、教职、呼叫安排等——你们能想到的任何事情。

　　在你们 14 年医学培训的最后 3 年即将开始之际，我想跟大家分享一些个人观点，也许会对你们有所帮助。不需要做笔记，这只是过来人的经验。昨晚值班的人，不妨趁现在补个觉。

　　不知道你们注意到没有，患者会送给我们很多礼物，有时是出于感激，有时是为了讨好，有时是当作安抚癌症之神的祭品。我们为了患者辛勤工作，无论喜欢与否，几乎一周 7 天，一天 24 小时都在惦记着他们。反过来，他们也非常感激我们，很多人都会用礼物来表达自己的谢意——有时是简简单单的卡片，有时是对研究项目有帮助的大笔捐款。我收到过 30 多顶棒球帽，上面印着患者最喜欢的球队或者高尔夫球场的标志。多年来，我们收到的各种礼物堆积如山，它们承载着满满的感恩，甚至是爱。其中，很多礼物非常珍贵，能勾起我们对某个特别的患者或事件的回忆。下次你们来我办公室时，可以参观一下我的"礼物展区"。我有一尊来自以色列的提琴手雕像，一块刻着希波克拉底誓言①石碑的塑料复制品，还有几块彩绘石头。可能你们猜到了，我收到过不少以大便为主题的礼物。许多东西显然是在机场的礼品店或免税店买的。有一段时间，我还收到了一大堆古龙水，这不免让我对个人的卫生状况陷入自我怀疑。

　　我还收到过很多零食：饼干、甜甜圈、蛋糕、充满异国风情的巧克力和不那么异国的巧克力（两种都非常受欢迎），甚至偶尔还能吃到萨莫萨②。对于你们这些新来的专科培训医师来说，在癌症中心过圣诞不要太开心，超多好吃的，超多的巧克力，多到能一直吃到情人节，然后又会收到下一批美食——这次都是心形的。要问我们的最爱？当然是酒了。如果你们能按时做好记录，或许我愿意和你们分享几杯！

　　患者们面带微笑来到门诊。我看见他们身旁放着一个礼品袋，不知道是给护士、员工，还是给我的。当我转身准备离开时，他们叫住我，带着几分自豪递上了礼物。我暗自希望那是一瓶波本威士忌。通常，我会当面打开礼物，这样他们就可以分享我的喜悦——或者向我解释礼物的来历。可惜，里面装的不是波本威士忌，而是某种不知名的利口酒，是他们老家的传统饮料，专门为了特殊场合保留的。我和家人肯定会喜欢的！我跟他们拥抱，并向他们表示感谢。我最有年头的一瓶酒是名叫"阿德里亚"的红葡萄酒，1993 年，输液护士开玩笑地给

---

① 两千多年前流传下来的确定医生对患者、对社会的责任及医生行为规范的誓言。——译注
② 一种南亚小吃，将薄面皮卷上馅料包成三角形，再经过油炸制成。——译注

所有即将毕业的专科培训医师送上了这种酒。阿德里亚也是"红魔"阿霉素的别名。我从来没有打开过这瓶酒，也绝不会打开它。如今为了治疗乳腺癌，我的妻子已经注射了6次阿霉素，这酒对我来说就更有意义了。我喜欢在面试住院医师的时候，看着紧张的医学生的目光掠过我的头顶，扫向我礼物收藏中那些不知名的酒。胆子大的人会向我发问，但大多数人不会。搞不好我不拘一格的"展区"提高了我们的录取率。

提醒各位一句，官方规定我们不能收礼物。最近我才发现，我们医生是唯一支持共付①，但不允许收小费的服务行业。不过，有些礼物实在是太过真诚和用心，不收下的话反而会显得很不礼貌。

在我办公室的藏品中，我最喜欢的是一幅布艺壁挂，那是昔日一位患者亲手制作的。上面描绘了我生命中几个重要的地点：杜克大学、路易斯维尔大学、乔治城，甚至还有我的教堂，它们围绕在我的出生地肯塔基州的四周。这份礼物简直太有心了，让人没法不收下。有一次，一位可爱的患者带来了一个巨大的购物袋，里面装着一条红白蓝三色的钩针毯子。就诊结束时，她从袋子里取出毯子，将它不断地展开，最后，这张完全摊开的毯子甚至比我们的检查室还要大。

我惊讶地看着它，问道："你究竟是什么时候做的？"

她笑着回答："等你的时候。"

她生命的最后几个月大都在我们的诊所度过，但她却将这些时间化作了爱与感激的绝妙表达。

---

① 共付是指医疗保险费用由参保人员和医疗保险经办机构按一定比例共同负担。——编者注

　　在我职业生涯的早期，我收到过另一份礼物。当时，我帮一位休产假的乳腺癌医生顶班，替她看了几个月的患者。肿瘤医生最不想面对的工作莫过于告知患者坏消息。患者们焦虑不安地来到诊所做检查，希望自己已经痊愈，祈祷扫描结果正常。当我们经过走廊时，他们会试图捕捉我们的目光，分辨我们的表情，想从中找出与他们病情发展相关的蛛丝马迹。

　　在为第二天的门诊做准备的时候，我翻阅了患者们的检查结果，发现我同事的这位患者的扫描结果"不大好"，我必须告诉她。你在通知坏消息之前，总应该做好准备。首先，很可能要花上好一会工夫，这会拖延当天门诊的时间，因此应该先接待那些容易应对的患者，有时我甚至会打乱患者看病的顺序。一旦进入诊室，你必须对病历上的内容了如指掌，不用频频翻看，这样你才能直视患者及其家属的眼睛。对于接下来的流程，你至少要做到心里有数，没有什么比毫无计划地直接丢出糟糕的扫描结果更差劲的了。观察患者及其看护人的反应；做好回答棘手问题的准备；记得要适时停顿，等待他们的发问；回答问题时要亲切、温和、富有同理心、乐观、巧妙，但最重要的还是真诚。你可能刚刚让这家人经历了有生以来最糟糕的一天，你掀起的这一层涟漪很快就会变成惊涛骇浪。患者及其家属马上会反应过来你刚才说了什么，或者至少是对你所说的内容的理解。记住，外科医生的天赋在于手，而肿瘤医生的天赋在于口，两者都能造成伤害，也都可以治愈疾病。无论怎么做，你都需要在接诊前做好功课，知道糟糕的扫描结果在哪儿，并且做好准备。

　　这位患者是和丈夫一起来的。我温和但明确地告诉她，她没有任何直接症状，但扫描结果不大好。我们需要重新开始她的癌症治疗，而且她的病情无法痊愈。我回答了他们的各种疑问并主动提出，如果了解到更多情况，我会跟进。我们制定了治疗计划，按照约定将计划汇报给了她的主治医生，然后继续沟通。她没有眼泪，没有明显的愤怒和痛苦；只有悲伤，做记录，以及看似接受现实的态度。

几个月后，圣诞节来到了。我的朋友休完产假回归工作，我将注意力重新放回到自己的患者身上。圣诞节是赠送礼物的时节，我们都收到了贺卡、巧克力和酒。回到办公室，我发现桌上放着一份包装精美的礼物和一张卡片。我没有立刻认出她的名字，但随后我的脑海中闪现出了她的脸——那位扫描结果不佳的乳腺癌患者。我笑了笑，心想她考虑得可真周到。我拆开礼物，闪亮的盒子里有一只小小的圣诞袜，再往里面一瞧，发现是一块煤①。

我只是做了自己的分内之事，只不过是个"报信的"而已，又不是我让她的癌症复发，这不是我的错。但不知为何，我总是将这块煤当成是责备、愤怒，是不得不替她分担的痛苦，是打在肚子上一记"礼尚往来"的重拳。

我把这份礼物放在最上面的抽屉里，几乎天天都能看到它。当某个年轻医生在我的办公室抱怨生活的压力时，当某个员工因为患者的叫骂而心烦意乱时，我都会把它拿出来给他们看。我这么做是想提醒他们，我们在患者的生命中扮演着举足轻重的角色，有时近乎神一般的存在。同时，我也想提醒自己，我们远远没有神那样全能，我们讲话的内容和方式会产生难以预料和估量的影响，我们的话会成为患者

---

① 圣诞节的传统，懂事听话的好孩子会收到真正的礼物，而调皮捣蛋的坏小孩只能得到煤块。——译注

家庭故事中的关键章节。有时候，我们是英雄——可爱的壁挂、收藏的美酒——有时候，我们是恶人。当我需要提醒自己摆正位置的时候，我总是会带着那块煤。

第 17 章　独　处

我非常不善于独处。

但实际上，我经常是一个人——在办公室，在飞机上，在车里——所以我在这方面可以算是训练有素。我总是利用这段时间来分散注意力，让自己忘掉独处的事实。我会练习演讲，发电子邮件，做图表，读一些诸如拨款、手稿和新的科学研究之类书呆子气十足的东西。如果我什么都没做，我的大脑就会立即警觉起来，四处搜寻可做的事情。幸好，我的办公室总归是要打扫的。比如，这里会堆着一摞文件，那里会摆着一本旧杂志；或者手头还有"待办"事项，我会把它们全部搞定，再坐回到电脑前，看看有没有需要我处理的紧急问题，无论大事小事，我就是想做点什么。

我想了解患者的情况。我想起一些需要打电话过问一下近况的人。我还有几分钟时间，也许我可以去病房转转，不期而至地看望一下患者，向他们问声好。做完这些之后，我会去各个办公室溜达一圈，和同事以及我们出色的员工打个招呼，问问他们过得怎样，有什么我可以效劳的。

我会给孩子们发个短信："你好吗？"没有回复。过一会儿，他

155

们以千禧一代父母早已习惯的"尊重"态度回复我："别在短信里加标点了真烦人。"（这句话显然需要一个逗号。）显然，他们不会陪我打发时间。我上网乱逛，试着为莉莎的生日或圣诞节想个好点子，偶尔灵感会降临，但通常不会。我重新查看了美联航的应用程序，看看我有没有开通全球服务。还是没灵感，我又看了一下今晚华盛顿国民队①的投手是谁。

在家无聊的时候，我会看电视。莉莎在生活的各个方面都游刃有余，看电视也不例外。她不仅知道看什么节目，还知道上哪里找到并将它们录制下来。任何无限多的选择都需要投入时间、注意力和技巧这些我不具备的东西。在对我多次加入她的请求不抱希望之后，她抛下了我。于是，她现在看所有文化类的重要节目都不带我。当她发现真正有意思的东西时，会主动提出再看一遍——哪怕是全系列的《美国谍梦》（*The Americans*）——这次才会叫上我一起。在全球新冠大流行之后，我终于接受了她好意的邀请。如果莉莎不在，我就会看《生活大爆炸》（*Big Bang Theory*）的重播。毫无安排，也没有目标，当我百无聊赖、无所事事的时候，就会做出错误的决定。

莉莎是我的向导，我的靠山，我的指南针，我的道德之舵，是我的真爱。我说她是上帝派来拯救我的，这既非夸大其词，也不是谎言。我早就知道，如果没有地图、没有指南针、没有人为我指路，我一个人根本不行。但只要她和我在一起，我就再也不会迷失方向。

三阴性乳腺癌几乎是要人性命。我将再次变得孤身一人，毫无方

---

① 华盛顿国民队（Washington Nationals）是华盛顿特区的一支美国职棒大联盟球队。——译注

向，做出错误的决定。我该如何活下去？我会像父亲那样再婚吗？孩子们会怎么看待一个新妈妈？没有任何女人能比得上莉莎。但是，我无法忍受孤独。成年之后，我就再也没有一个人过。也许我可以尝试约会。（可是谁愿意和心里永远爱着别的女人的人约会呢？）一个悲伤的鳏夫要等多久才能约会？我们的共同好友还会愿意搭理我吗？我会继续去教堂吗？（我还能相信什么？）我还有继续工作的动力吗？我会不会酗酒？会不会独自旅行？也许我会卖掉房子，在市中心买一套高级公寓；也许我会搬回列克星敦，和家人住在一起。

我是世界知名的肿瘤医生，而我的妻子可能患上了最凶险的乳腺癌，我甚至不知道如何捣鼓这该死的电视。

第 18 章　　常规化疗的（不）舒适感

　　圣诞节过后，我们都开始了新的日程。每隔一周的周一是我的化疗日，我会提前为全家做好安排。接下来这一周，我的身体会日渐衰弱，头几天恶心，从第 5 天起变得越发疲倦，还会出现一系列不适症状，一般在第 6 天和第 7 天达到顶峰，这时，医生要对我进行血检，监测我的血细胞计数，以免它降至危险的低水平。到了第二周，我的体力会恢复一些，副作用也有所减轻，直到周一早上，一切重新开始。

　　如果没有大家的支持，我不知道我们能不能挺过来。刻板的生活习惯多少掩盖了化疗的日常影响。由于这段时期的日子很单调，许多事我都记不大清了，我想，正是这样的乏味帮助我们全家渡过了难关，尤其是查利和埃玛。在此期间，我外表的变化一定令他们感到不安。不过，如果你和我朝夕相处，就不会觉得这种变化引人注目。虽然秃头和假发是显而易见的，但是掉光的眉毛和睫毛却没那么明显。

　　实际上，我在慢慢学着享受化疗。在那几天里，没有人给我打电话，我的手机也不会收到邮件，医院内外没有人打扰我。医院供应午餐，还有一个房间提供饮料和饼干；所有的人，甚至大多数患者，都很风趣、温柔。克劳丁会过来和我聊天，约翰会探出脑袋看看我，兴许还陪我吃点东西。在这段日子里，我们在一起的时间比往年多了许多——这是我在乔治城做化疗的又一个好处。约翰可以在刘医生的办公室接我去做治疗前的检查，送我去输液室。然后他会回去上班，如果他有几分钟空闲或者也要去输液室的话，就会顺道来看看我，下班时再带我回家。约翰的工作减轻了我们俩的负担。他可以在我做化疗时照顾我，而不必专门请假；我也不需要因为他耽误了工作而感到内疚。

我很喜欢化疗日的一个特别之处。隆巴尔迪癌症中心得到了一笔资金，专门用于为癌症患者及其看护人以及员工开展艺术和人文活动，音乐家、舞者、手工艺人、画家和作家会定期走访诊所和输液室，有时，他们会在候诊室演奏乐器；有几次我做化疗的时候，一位舞者来看望我，我们俩还一起做了几个优美的动作；一位爱尔兰的作家鼓励我们化疗患者写诗；我跟着手工艺人做了一片可爱的铜制树叶，压在两片玻璃之间，现在它还挂在我的厨房里。我将这样的周一称为"化疗夏令营"。

化疗后的第一天，我总是感觉不错，因为前一天我一直躺在输液中心的床上，一边打着瞌睡玩填字游戏，一边让那些"毒药"滴进我的身体。此外，我还服用了类固醇来增强抗恶心药的效果。如果你吃过类固醇，就知道它能让人精力充沛。因此，在化疗后的头几天，凭着这股精神头儿和良好的自我感觉，我可以维持正常的活动。不过，我还是感受到一些副作用，它们影响了我的日常生活，尤其是在这一周余下的日子里。

副作用，这个词听起来很温和，就好像它只是一些轻微的皮疹或便秘。（倒不是说这些问题微不足道。我也有这样的经历，那一点也不好过。）然而，化疗的副作用是一连串不断袭来的状况，而且化疗的时间越长，副作用就越严重，持续得也越久。在这段时期，我因为各种病症看了很多医生，以至于癌症治疗成了我的全职工作。我对那些在化疗期间还能坚持工作的人感到无比钦佩。

刘医生在第一次化疗后的书面报告里说我表现得很好。第一天我感觉嘴里有些不适，还有点轻微恶心；第三天有些疲劳。总之，不算太糟。刘医生担心我会因此减少进食，便给我开了一种叫"魔法漱口水"的东西来帮助缓解口腔不适。她还建议我不要吃辛辣、酸味和酸性的食物。

第一次化疗结束后，我感觉一切正常，很高兴挺过了第二次化疗前的日子，除了最初几天必须服用很多药来控制副作用外，我没有过多意识到化疗对我的影响。然而，在我第二次化疗后的一周，副作用开始加剧。化疗后的第一天，我睡醒时感觉还行，但是渐渐地，我的胃里开始翻腾，嗓子里有一种感觉，好像食道在一刻不停地吞咽，以免把胃里的东西吐出来。整整一天我都拿不定主意，不知道是该给胃里填点东西还是让它空着，也不知道万一情况恶化，我能不能冒险出门。

我熬过了这一天。但第二天我仍旧很不舒服，刘医生像往常一样打来电话，她问："感觉怎么样？""我觉得很恶心，"我回答，"我还没有吐出来，但我感觉可能会吐。""要不要再加点抗呕吐的药？"我犹豫了。情况真有那么糟吗？我还想再吃药吗？我是不是太娇气了？恶心是正常现象，不是么？记得我刚确诊乳腺癌那会儿，朋友们告诉我，她们的母亲因为乳腺癌化疗，趴在马桶上吐得昏天黑地，她们就在一旁帮忙挽着头发，我被这些话逗乐了，我可不希望自己和家人也变成那样。我知道，那都是很久以前的事了，如今减轻副作用的方法和药物都有了很大改进。但是，如果不用那么恶心，也不必担心自己在家里或其他地方吐出来，那就更好了。

在化疗后的一周，我服用了类固醇和一种久经考验的止吐药——康帕嗪（Compazine），但是丝毫不起作用。刘医生说，她会在下一个化疗周期添加意美（Emend），一种更新、更有效的抗呕吐药，不过它也更贵。在每个化疗周期，康帕嗪只用花费几美元，而意美需要让我的保险公司支付 600 多美元。当然，刘医生没有提到费用的问题，或许她应该告诉我。

但是当天晚些时候，约翰给家里打电话时没有半点犹豫地拒绝了。看见他打来电话，我高兴地接了起来。他问我情况如何，我随口答道："还行，就是有点不舒服，米内塔打电话的时候我跟她说了，她说下一轮会加意美。"电话那头一阵沉默。

"你知道那药有多贵吗？"约翰问道，声音里夹带着怒气。

"可我不想那么难受。"我反驳。

"你现在吃的药就可以了，有点恶心没什么大不了的，你还可以做事情。"

"可我不喜欢这样，我怕情况变得更糟，我真的会吐出来。我得想点办法！"我厉声道。当时我可能已经挂断了电话，他没再打回来。我很生气，他也很生气。这次谈话陷入了僵局，我不想为此争吵。这是我的身体，我的感受，我的生活，我的决定。

而且，我也不好意思承认，我不会再为这药花钱了。

在癌症界，约翰最喜欢抨击的另一个问题就是抗癌药物的成本。他经常跟我谈起一些新的抗癌药，它们可能每个月要花费 25 000 美元，但平均只能延长患者两周的生命。他在给其他医生的演讲中也提到过这一点，他认为癌症研究领域并不是真正想治愈疾病，只是打算延长患者几周的生命。他说，支付医疗费用的资金不是无限的。这些钱都是通过医保或保险从我们的口袋里掏出来的，毕竟很少有人会自掏腰包去治病。这意味着我们必须削减其他方面的开支，否则就得支付更高的保险费用来负担这些新药的成本。他说，我们所有人都在为这些药买单，整个社会应该确保我们每个人花的钱是值得的。如果我们必须自己掏钱买药，肯定会精打细算，很可能做出不同的决定。我完全赞同他所宣扬的观点，事实上我也一再重申他的主张。

直到我恶心的症状加剧。我讨厌这种感觉，担心情况会变得更糟，而刘医生给我指了一条出路。现在，服用这昂贵药物的人是我，不是某个抽象的癌症患者。当约翰问我到底有多难受时，我对他试图量化我的不适而感到不满。我得了癌症，正在忍受异常残酷的治疗。这还不够吗？难道我不该让自己好受一些吗？我已经没有更多的时间去治疗癌症了。然而，我知道约翰对我很失望，我对自己也很失望。

我就是个伪君子，我应该践行他的教诲和我的信念。如果要我自己掏钱，我是不会买意美的。恶心的症状并没有严重到无法忍受的地步，我宁可把这钱花在有趣的事上，哪怕是不有趣但更重要的事情上。但是在医保领域，有人为我买单，我们不必考虑药物或者治疗的费用。如果保险公司没有覆盖某些医疗服务，我们就会对它的不人道而感到愤怒。问题是，在一个资源有限的世界里，对一个人或一群人的"人道"很可能意味着对其他人的"不人道"。约翰委婉地表示了让步。为了让自己好受一点点，我要让保险公司及其保单持有人每个周期多花 600 美元。

我越是反思自己的处境，就越感到困惑和不知所措。各种信息扑面而来，大部分都是我听不懂的东西。我不知道自己为什么要参加这个临床试验。在第三个化疗周期开始前，我去见刘医生时再次向她确认，为什么试验采用的是 6 剂阿霉素 / 环磷酰胺加 6 剂紫杉醇，而不是 4 剂加 4 剂的标准疗法。她提醒我说，有研究表明，这对像我一样接受"剂量密集型"化疗的患者具有"虽小但在统计学上有显著意义的生存益处"，因此现在已经成了治疗标准。之所以临床试验增加药量，是因为 6 剂可能会比 4 剂带来更高的生存率。

每个疗程都会给我多增加一些负担。第一轮，有点恶心，第三天困得直打盹，第六天口腔开始发炎；第二轮，恶心加剧，为了缓解不适，我减少了饭量，吃了更多、更好的止吐药。我感觉更加疲惫，不得不放慢做事的速度。如果可以的话，我会让自己在一周里多"偷懒"几次，躺在沙发上休息，尤其是周末。这一方面是因为我在化疗的第 5~8 天里确实感觉更虚弱，另一方面是因为约翰在家。在化疗后的头几天晚上，如果谁能替我们做饭，那可真是帮了大忙，其他时候我也能做点吃的，不过等到周末的"增援"出现时，我就彻底"撂挑子"了。所幸约翰似乎很乐意接手晚餐的工作。孩子们的早餐和午餐仍然由我负责，至少他们不在学校买饭的日子是这样安排的。

每一轮化疗都会带来越来越多令人不适的副作用。第三轮化疗后的一天，我排便时感到疼痛，擦拭完发现卫生纸上有血迹。因为我以前有过直肠撕裂的经历，所以不太担心。通常来说，过几天出血和疼痛就会好转，然而这次却没有。显然，化疗使我的皮肤变得干燥，直肠也不能幸免。恶心的感觉仍在持续，但好在化疗期间和之后我服用了很多药物，还不至于虚脱。化疗后的头几天，我需要随时给胃里垫点东西，而富含奶油的食物是最好的。于是，我每天早上都要加一杯热巧克力，午餐加一份奶油汤。我正在做化疗，理所当然地觉得自己应该吃得好一些。化疗期间我的体重增加了，我很惊讶，但我不知道为什么。简单来说就是我摄入了更多的卡路里，但是却很少走动，更不要说锻炼了。

第三个化疗周期结束后的周六早上，我起床后立刻感觉到脚疼得厉害，刚一下地，就"哎哟"叫出了声。约翰告诉我这是手足综合征，用专业术语来说就是"掌跖感觉丧失性红斑"，属于化疗预期的副作用，是由于化疗影响了手脚皮肤细胞或小血管的生长，破坏了组织造成的。虽然我的手从来没怎么疼过，可是我一穿上鞋，脚的疼痛就更加加剧了。我感觉好像走在了滚烫的炭火上。第二天，当我穿着高跟鞋去教堂时，我连站起来都很费劲，更别提从车里走到教堂的那几步路令我有多苦不堪言，让我想起耶稣为我们所承受的苦难。

周一，我向刘医生报告了我的症状，因为我希望在下周和她见面前能有所缓解。她建议我服用非甾体抗炎药（NSAIDs）来减轻疼痛。她还推荐了一种名叫"Bag Balm"的神奇药膏，这是一种黏稠的黄色凝胶，以凡士林和绵羊油为基底，含有杀菌剂，奶农经常将它涂在奶牛的乳房上防止皮肤皲裂。虽然涂抹时的感觉很恶心，但是它的效果惊人。

尽管采取了补救措施，我的脚痛还是越发严重起来。到了2月初的一个周日，在去教堂的路上，我每走一步都痛哭流涕，哪怕我很明智地穿上了平底鞋。等到周一，我再次给刘医生打电话，她让我紧急就诊，因为她从我的声音里听出了痛苦。她原本将我的手足综合征评估为一级，但是那天直接改成了三级，并让我增加非甾体抗炎药的剂量，但是相应地，我又需要一些额外的药物来缓解非甾体抗炎药可能引起的胃灼热。我的药盒快要溢出来了。

　　我们还用了软便剂、塔克软膏、A&D 软膏以及坐浴来缓解直肠疼痛。然而，疼痛和出血久不见好，最终我还是去看了胃肠科医生——又一次就诊。他建议我在化疗后的第一周开始使用安那素（Anusol）栓剂，不过，在化疗后的第二周我的免疫系统最脆弱的时候，我不能用药，因为那有可能将外部的细菌带入我的身体。

　　在第五个疗程开始之前，我去见了刘医生，我忠实的记录员兼看护人约翰列出了第四个周期后出现的问题：上呼吸道感染伴随流泪和流涕、口腔溃疡、胸痛、恶心、直肠出血、皮疹、脚痛以及疲劳感。"脚痛"这种说法实在太轻描淡写了，实际上我的脚已经疼得好几天不能走路，有时甚至连鞋都没法穿。鉴于我的疼痛程度，刘医生决定将阿霉素的剂量减少 20%，并且让我服用维生素 B_6；为了缓解疲劳，她给我开了阿法达贝泊汀（Aranesp）——在化疗期间，通过静脉注射给药——以增加我的红细胞计数；此外，我还用上了生理盐水滴鼻剂和生理盐水鼻腔喷雾剂，来抑制流泪和流涕——环磷酰胺的副作用。要知道，按照乳腺癌的标准治疗，此时我应该已经完成了阿霉素和环磷酰胺的化疗。

　　好友克劳丁后来告诉我，她现在经常拿我的治疗作为例子，告诫那些要求加大化疗剂量的患者，我的经历似乎证明，化疗药物的毒性和副作用并非随着剂量成倍增加，而是呈指数增长，加大剂量看上去不会带来什么益处，只会徒增有害的副作用。最终，我参加的临床试验似乎也得出了同样的结论。如果说我的遭遇对得出这一结论有所帮助，那么我很高兴能让其他患者免于我在第四轮化疗（按照标准疗法，这通常是最后一轮化疗）后所受的痛苦。

　　减少阿霉素的剂量给我的双脚带来了巨大的变化。在症状最严重的周末，我只用吃几粒布洛芬就可以穿鞋走路了。多亏了药典和 CVS 卖给我的非处方药，我的其他症状也都因此得到了改善。肿瘤医生真了不起，他们不仅精通一种非常复杂的疾病，还能应对身体其他部位出现的问题，毕竟化疗的恶劣影响似乎无处不在。有人这样描述化疗，说它就像是用杀虫剂对着你收集来的虫子狂喷，以此来除掉当中你不想要的那些虫。当然，你绝不会这么做，毕竟这也会杀死你想保留的虫子。然而，化疗的原理就是如此。

　　在癌症治疗期间，大多数夜晚我的身边都睡着一个肿瘤医生，这种感觉既安心又可怕。许多患者因为症状和副作用苦恼几个小时，甚至几天，不知道该给医生办公室还是夜间值班医生打电话，也不知道要不要去急诊或者采取别的措施。我见到约翰接过很多患者的电话，咨询的都是这类问题。而我可以直接问我的丈夫，虽然他未必总是知道答案（别忘了，他是专攻胃肠道癌，而不是乳腺癌），但他能给我吃一颗定心丸，让我安心等到天亮再去解决。

　　至于说"可怕"，那是因为约翰对我的病情总是时而恐慌，时而冷漠。他对一些在我看来无关紧要的状况反而特别在意，比如，我确诊乳腺癌那阵子，脖子经常感到酸痛。得知诊断结果的那天，当我们准备开车去乔治城做核磁共振和 CT 扫描时，约翰有些惆怅地看着我说："你老说你脖子疼……"我转头看着他，对他的担忧感到惊讶。"那不是肿瘤。"我知道那不是，但不知道该怎么证明。也许它摸起来更像软组织而不是骨头，也许是我的错觉。我当然很害怕，但不是因为这个。

　　我还发现，他突然特别担心我被细菌感染。在我确诊后的那个圣诞节，我们原本计划去肯塔基州探望约翰的家人，但是约翰生气地宣布，他不会允许我在免疫力低下的时候去长途卡车的服务站上厕所。通常他并不害怕细菌，即使对他的患者来说也是如此；而且我们是开着自己的车和家里人团聚，他们身上的细菌我都接触过很多年了。然而，他坚决反对我们离开华盛顿，华盛顿俨然摇身变成了一座"无菌之城"。当他提出一些在我看来很傻的想法时，我就会对之前感觉乐观的症状产生焦虑。

另一方面，当他对我认为非常重要的事情不够关心时，我的焦虑并不会减少，我会觉得那是他对我健康问题的一贯忽视，以为它们并不严重。比如，一想到还有 4 个周期的化疗，我心头对恶心的恐惧就挥散不去，对此他却不屑一顾。我想，他可能觉得这是癌症患者治疗过程中不可避免的反应，因此并不在意。虽然我知道他并没有将我多做两个周期的化疗当作小事，但我不确定他是否真的考虑过这给我带来的短期或长期影响。

作为肿瘤医生，伴侣患上了预后极差的癌症，注定前方的道路十分艰难；而作为肿瘤医生的伴侣，和了解你病情不亚于主治医生、甚至远远超过你本人的人共同经历癌症治疗，同样也很不容易。

第 19 章　绝不参加葬礼

　　作为肿瘤医生，保持理智和情绪稳定的首要原则是绝不参加葬礼。葬礼是家人和朋友为了纪念他们所爱之人的一生而举行的。它就像一场奉命进行的演出，目的是让大家聚集在一起，悼念失去的挚友、伴侣、父母，或者英年早逝的人（在我的工作中越来越常见）。肿瘤医生不像逝者的家人和朋友那样需要时间去悼念。其实，转念想想，我们也需要这样的时间，但这不代表我非得在葬礼上这么做。

　　当然，我对葬礼并不陌生，实际上有些葬礼是令人愉悦的。如果逝者走过了漫长而美好的人生，将身后事安排妥当，计划好了葬礼上的赞美诗和朗诵，并在短暂且毫无痛苦的病痛中安详离世，那么聚在一起叙叙旧，见见大家庭的亲朋好友，听听逝者令人惊讶的生平细节，你的灵魂会因为与其相识而充满温暖和喜悦。这甚至有可能让你感觉更接近上帝。有时，还会有一些意外惊喜：这家人准备了开放式的酒吧悼念会。他们展出了一生中最珍爱的家庭照片。大家开着玩笑，与老朋友聊着天。离开时，我们受到了体面热情的生活鼓舞，并立志成为更好的人，以便日后我们也能有一个这样的葬礼。

　　然而，大多数与癌症有关的死亡和葬礼不是这样的。癌症的逝者通常还很年轻，他们饱受折磨，在这场漫长的战斗中过早地败下阵来；他们被摧残得遍体鳞伤，最后的自拍往往是毛发脱落、面容憔悴的模样。如果这个人正值壮年——或者更糟糕的，还尚未成年——那么葬礼现场甚至站无虚席，唯一打破宁静的只有悄悄流淌的泪水。拥抱过后，彼此的肩膀被眼泪浸湿。在悼念会上，人们聊的都是生者该如何面对今后的生活：你觉得她会再婚吗？家里的老人治疗后显然会有所好转。我猜，小儿子下学期会回去上大学。至少他不再痛苦了。你看过他为孩子们拍的告别视频了吗？她也应该为孩子们录一段这样的视频。这些人都是谁？大家沉浸在一种不公平的情绪之中，担心这种事也会发生在自己头上。万一不幸成真，我们能像现在正悼念的朋友那样，面对诊断结果、忍受癌症治疗、强撑着活下去吗？

当患者去世时，我总是打电话通知他（她）的爱人或女儿。（从来都不是儿子——儿子不是可靠的看护人，就算情况变糟，他们也很少露面。）我会向他们表达我的悲伤，为我们原本可以做得更好的一些事而感到遗憾，并且反思这场抗癌斗争。我试着给这个家庭今后的生活提供一些建议，并提议在接下来一个月左右的时间里，我们可以保持联系。我还想到了一点：现任的看护人将会经历两次失去。他（她）明显感觉到自己竭尽全力照顾的那个人注定要离去；由于大多数患者的伴侣在过去 3~6 个月里是全职看护人，因此他们还会突然失去这份全职工作。没有预先通知，没有离别蛋糕，没有金表，只有大把的时间和填不满的空虚。

时光倒回到一两年前。我轻敲了一下检查室的门，走了进去。"您好，我是约翰·马歇尔"，一段新的医患关系就这样开始了。当你第一次见到患者及其伴侣、朋友或家人时，所有谈话几乎都是围绕患者展开的。我们和患者会通过大量的眼神交流来了解彼此。房间里的另一个人通常负责观察和记录，他（她）就像这场最亲密、最激烈讨论的第三者。而医生对这个人一无所知。这对夫妇是真心相爱的吗？他们是不是原本准备分手，却因为癌症打消了这个念头？

大多数看护人几乎每次预约门诊都会到场，他们反复核对我们的措施，跟踪治疗进度，努力使生活尽可能照常。看护人是团队的重要成员，但总有些过于强势的看护人会激怒我们。举几个典型例子：盛气凌人、心怀内疚的女儿；"因为我在脸书上看到过"就自以为对一切了如指掌、爹味十足的丈夫；认为"只有看护人最了解情况"的妻子，低声说："咱们能避开患者到门外谈谈吗？我想告诉您到底怎么回事。"我能理解，他们一心只为患者着想。就这样，直到患者开始走向死亡。

随着患者越来越虚弱，无法再做出任何决定，话语权和决策权自然而然就落到了主要看护人身上——即使患者早已规划好了一切。和宪法一样，原始条例需要根据实际情况做出解释。他们到底想要什么？

通常在患者去世前的这段时间，我和看护人已经成了亲密的伙伴，共同给予患者临终关怀。我们私下讨论了即将到来的现实，我引导他们挺过最艰难的时期，让他们宽心，我们确实已经尽力，而他们也踏破铁鞋，寻遍了各种治愈的方法。我允许看护人放手，专注于安慰和陪伴。

这是一段需要特别对待的时期，至少我们一致同意是时候该向前看了。我们感觉到一种真正的释放、平静和舒适。我们之间好像形成了一条无形的纽带，有时它会持续下去，每当我再次见到他们，我们又会被重新连在一起。在商场，在结肠癌 5 公里募捐活动，在教堂，在机场，与这些看护人会不期而遇。我们一眼就能认出彼此，感受到我们共同的纽带和经历，回想起那些悲伤、痛苦和失落。一旦患者去世，我和看护人会不可避免地谈到葬礼，虽然患者家属没有明确表示，但他们都期待我能出席。至少，如果我到场的话，他们会感到荣幸。

我不去的原因有很多。首先，从职业角度讲，我觉得自己是个失败者。作为医生，是我的能力不足导致了患者的死亡，对吧？如果我再多想想办法，及时找到治愈癌症的良方，结果就会完全不同；如果我多花些时间去调整止痛药，或者前往临终关怀机构道别，说不定能让患者、家属和孩子们更好过一些。

其次，如果我真的去了，我会作为患者的肿瘤医生被介绍给他们家的其他成员，每一次握手，每一次紧张的拥抱，都会让我再次感到自己让他们失望了。当我出席葬礼时，我会从社会关系的角度重新认识患者，这样一来，我作为肿瘤医生维持客观性所必不可少的情感壁垒就会崩塌，我会陷入悲伤。对我来说，患者家属的缅怀最让人难以承受，这会让我对患者的生活有更多的了解，比如他做过的善事以及他没有机会完成的一切。当然，在极少数情况下，我也会出席葬礼，要么被叫去在仪式上帮忙，要么我觉得自己有去的义务，但我几乎从来没有在离开时感觉自己更接近上帝。

再次，我很怕有些人（通常是逝者年长的家人或朋友）在葬礼上突然昏倒，这种情况未必会发生，也并非葬礼上所独有，但没有你想象的那么罕见。这时，人们会环顾四周，希望有人来救他，接着，他们想起刚刚有人介绍说我是逝者的医生（我不是说过我的患者刚刚去世吗？），便想让我立刻实施急救。医护人员的身份让这种社会义务看起来很酷，但我们医生都很讨厌听到"这里有没有医生？"的呼叫广播。最糟糕的情况就是在飞机上。我们的第一反应是瘫在座位上，盼着有急救医生或者最好是重症监护室的护士先赶去救人。肿瘤医生的急救能力并不出众，我们知道基本的知识，只能说在这方面比精神科医生强一点；我们的确比律师擅长急救，但还是不喜欢这么做。顺便说一句，如果有航空公司的高管读到这里，我想说很感激过去你们提供给我的免费饮料或额外里程数，就因为我在飞机卫生间里帮忙托住了一个从亚洲回来、不停呕吐的游客的头，并检查了他的脉搏。如今我们什么好处也得不到了——没有共付，没有感谢信，甚至连一袋椒盐脆饼都没有。

在霍利的葬礼上，一位年事已高的国家领导层人员被推进了教堂，特勤局的人在一旁站岗。这是一座漂亮的经典殖民风格教堂，配有包厢式的教堂长椅，每间"包厢"都有一扇小巧的旋转门，门上挂着一块黄铜牌匾，上面写着弗吉尼亚某个古老奴隶主家族的名字，宣称这个位置永远属于他们。这座教堂是为喜欢跪拜的人建造的，因此会提供跪垫。作为低教会派的新教徒，我不喜欢下跪，那样会伤害我瘦骨嶙峋的膝盖。克劳丁也出席了仪式，我被安排负责朗读。这位身份显赫的老人就在我和克劳丁的正前方。

我们看着这位德高望重的议员被抬进座椅包厢，轮椅停在一边。他们调整好枕头的位置，将它支撑起来，大部分时候他好像还知道自己在哪里。而我满脑子想的都是，这人居然有资格参与重大事项的投票！朗读完毕，我回到座位，看着他有气无力地瘫倒在长椅上。仪式稍作暂停，但是正如正式的教堂仪式那样，一切还得继续。在工作人员和特勤局的帮助下，我和克劳丁尽可能轻地将他从包厢里抬出来，转移到圣堂旁边的团契大厅，让他平躺在地上，并对他的状况做了评估：他还有脉搏。我们没有采取任何具体的干预措施，只是跪在他身边，或许还做了无声的祈祷，不一会儿他恢复了神志。当时，参议院两党的席位是 50 对 50。如果他没能醒过来，谁知道我们国家现在会是个什么样。这大概就是人们常说的权力的制衡掌握在自己手中吧！

13 岁那年，我第一次参加与癌症有关的葬礼，去世的人是我的母亲。至今我仍想不起来我最后一次和她说话是什么时候，都说了些什么，我们最后一次拥抱是什么时候。在那个年代，孩子们并不了解死亡的细节，我们兄妹 3 人都被保护了起来。

她的葬礼非常隆重。肯塔基州列克星敦的卡尔弗里浸信会教堂是一座受婴儿潮影响而建造的南方浸信会教堂。教堂由红砖、白色木饰和高耸的尖塔构成，可容纳数百人，如果连阳台都坐满人的话，甚至可以容纳上千人。一直以来，这座教堂都是市中心的固定设施。布道坛后面是一个大的唱诗席，在唱诗席后方，有一个用帘子遮起来的洗礼用的瓷砖水池，我们兄妹 3 人都在这里接受过全浸式的公开洗礼。这座教堂就像我的第二个家，它对我母亲来说也非常重要。牧师、其他大人、主日学校老师以及许多朋友都是这个大家庭的成员。正是在这里，我第一次了解上帝，第一次被上帝推了一把，第一次意识到上帝的存在，感觉祂走进了我的生命当中。

教堂里座无虚席。英年早逝唯一的好处就是出席葬礼的人数非常惊人。安（Ann，我母亲的姐姐）让我们在圣坛前围着母亲的灵柩拍下各种组合照片。我不记得说过什么话，只知道我们坐在最前排，能看见的只有躺在灵柩里的母亲和主持仪式的牧师。其他人都在我们身后，几百双眼睛盯着我们的后脑勺。我们所有的至亲好友此刻肯定在想，没有了母亲，我们该怎么活下去。

仪式结束后，母亲被推上了灵车，大家亮着车灯，驱车前往约 30

英里外的法兰克福公墓。车子排成了长龙。看着教堂里的人和长长的车阵，我感觉非常自豪和特别。我知道母亲有许多朋友，受到许多人的爱戴，对于他们来说是很重要的人。感受到这种关爱和支持是我一生中最美好的时刻之一，在某种程度上也减轻了我失去母亲的痛苦。我的朋友及他们的父母对我的援助和怜爱伴我走过了死亡阴影的低谷，他们其实并不想在现场。他们这么做是为了我们，为了我。这就是我们出席葬礼的原因，尤其是那些让人不好受的葬礼。

如果莉莎死于乳腺癌，她的葬礼就会像我母亲的一样。我不想要那样的葬礼，不想让查利、埃玛、莉莎的父母、露西还有我们的朋友（主要是莉莎的朋友）面对那样的场面。当我第一次看到莉莎的病理报告时，我确信她会死于癌症。我知道概率有多大，未来的道路是怎样的。看着莉莎，我仿佛看到了我那蜷缩着、头发稀疏、体重只剩下80磅的母亲。我看到了我们的教堂，我们结婚的教堂，孩子们接受洗礼的教堂，我参加过很多次葬礼的教堂。那是乔治城中心一座美丽的建筑，那里没有长椅，没有跪垫，没有瓷砖水池，只有墙上的经文；那是一个让我的灵魂重新获得生机的地方。我想象着，教堂里挤满我们的亲朋好友，站无虚席，人人悲痛欲绝，大家都在想，没有她，我们该如何继续生活。没有玩笑话，没有轻轻拍背赞许，没有免费的酒水。我会感到前所未有的孤独和失落。当我听到她的诊断结果时，我眼前出现的就是这些画面，但我偏偏不能和这世上我能分享一切的那个人分享我灵魂深处的恐惧。

当患者去世时，我会自己举行一个非常简短的仪式。首先，我停下所有工作，抬起头，微笑，请求宽恕。接着，我恳求患者的灵魂支持我，加入我感受到的天使行列，推动我寻找治疗癌症的方法。我这样做是为了重新振作起来，激励自己帮助下一位患者。最后，我会给逝者的伴侣打个电话，然后继续前行。但是，我绝不会参加他们的葬礼。

第五部分

肿瘤医生到底在想什么？

　　仅仅因为和我生活在一起，莉莎就明白许多关于癌症诊断的经验教训。她知道生活不会再像从前那样；她也知道医生并非无所不知，不确定的因素有很多。尽管这也许是她最烦恼的事，但我想她理解，无论患者多么努力，都无法真正弄懂我们告诉他们的全部信息。有些见解是大多数肿瘤医生都清楚的，但出于某种原因，我不能与莉莎分享，至少在激烈的抗癌斗争中不能这样做。

1. 保持希望是获得最佳疗效的关键。

　　确诊癌症迫使我们面对死亡。它让我们不得不承认，死亡可能并不遥远，那不再是眼下无须面对的某个时刻，它比原计划来得更早。希望是激发我们继续活下去的动力，即使在人生最黑暗的低谷，它也会支撑着我们。对于每个确诊癌症的人来说，既要充分了解死亡，又要对未来充满希望，两者之间存在着微妙的平衡。

　　作为与死亡直接打交道的小众医生群体中的一员，肿瘤医生在患者及其家属前行的道路上，扮演着护送者的角色。我们必须了解是什么支撑着患者及其看护人，然后将这种能量和专注融入我们的治疗策略中。如果失去希望，患者就会变得抑郁、孤僻，有些人甚至会放弃生命。我们的重要职责之一就是支持和鼓励他们，并力所能及地帮助他们积极地活下去。

　　我们关注的不是死亡，而是生存；我们讨论的是如何骗过死神，从不去探究九条命还剩下几条；我们总是在寻找新的治疗方法，努力让他们活下去——期待新的发现，一定程度上是为了保持希望；我们不会撒谎，也尽量杜绝误导；我们认为，没必要向已经"心知肚明"的患者反复强调死亡。医学文献表明，积极乐观的人更加长寿，因此，我们要尽量让所有目光都看向前方，充满希望。

2. 肿瘤医生的话术。

非肿瘤科的同事批评我们，说我们应该直截了当地告诉患者"你的癌症很可能在一两年内要了你的命，所以赶紧把后事安排好"。也许是出于某些正当理由，也许是因为我不愿看到患者痛苦、震惊和绝望的神情，我会试图将这种"死亡预告"说得更委婉些。同事们却认为，我是在用懦弱的方式通知患者，他的病治不好了。

比如，我喜欢用上一点传递逻辑："结肠癌Ⅳ期只有切除所有癌细胞才能治愈，而你的癌细胞出现的地方有点多，没法动手术。"接下来，患者会自行得出答案。另一个策略就是用第三人称来提及癌症。致死率极高的胰腺癌是"癌症中的恶魔，尽管我们已经尽力研究，却仍然没能解开它的谜团"。通常，我们还会让患者对医学的未来抱有希望，以便让坏消息听起来没那么糟糕。我会说："癌症研究已经取得了很多进展，虽然我们在治疗胃癌方面有了长足的进步，但还是没有找到治愈你的方法。不过，如果时间再充裕一些，我们有望……"

希望是维持日常生活的关键，是向前迈进的能量，也是保持坚强的理智，而我们守护着希望的火种。

3. 只有活着，生活质量才有意义。

为了多活几个月，你愿意付出多少代价，又会做出怎样的牺牲呢？理论上讲，身体健康的时候，大多数人都会漫不经心地认为不值得为了多活几个月而受苦。可是，一旦你被上了膛的枪直指脑门，就会忍不住想要躲开子弹。我的患者大都面临生命长度被大大缩短的现实，为了多活几天，他们有必要想好应该放弃什么。我会提出两个问题，帮助他们思考过去未曾想过，但对未来决策至关重要的因素。在经历过莉莎的癌症治疗后，我才有勇气说出这两个问题。

首先，我会问："你喜欢做什么？"我这么问是想了解患者眼中最重要的事、他们的爱好和乐趣，从他们的回答中，我能知道他们最终不得不放弃的东西、无法实现的目标以及必须考虑的牺牲。

第二个问题相对直白一些，通常我会留到就诊结束时问："话说回来，你想活到多少岁呢？"他们先是有些吃惊，接着大多数人会回答"85~90岁"——充满希望的目标。我们彼此会心一笑，我把话题重新引回现实，补充说明一些重要的权衡取舍。其中很多是他们现在还不知道，但很快就有可能面对的问题。"如果你开不了车怎么办？"我问，"如果你累得没法出门，也没法旅行呢？如果你只能依赖别人生活呢？如果你活在巨大的痛苦中怎么办？"

几乎一瞬间，事情的优先顺序就发生了改变。患者会飞快地计算损失和时间的价值。他们的回答通常无外乎以下几方面："我想过得舒服些。我不想活成那样，只有痛苦，没有快乐。我不想给家人增添负担。"

现在他们可以预见，未来的某一天，尽管枪口仍然指着他们，但时间已经不再是最重要的，生活质量才是主要的驱动力。外界对我们专科主要的批评在于，我们总是要等上很久才会和患者讨论生活质量的问题——通常等到患者的生命即将走向终点的时候，我们会试图劝阻他们不要再尝试"孤注一掷"的疗法。坦率地说，如果我们听从同事的建议，早早告知患者他的病治不好，那么很可能会让他们丧失宝贵的希望（见前文第1条）。如果我们一上来就和患者谈论生活质量，他们会立刻大惊失色，身体不断向后缩，仿佛要躲开一把刚上膛的枪的枪口，他们会明确表示"医生，换个话题吧"，我们就会明白，此刻不是谈论这件事的时机。

在莉莎患癌后，我发现我们可以将"生活质量"和"生命长度"看作是两个账户。每个账户里都存有一些启动资金。如果治疗有效，你就可以往生命长度的账户中增添一些资金（提高存活率），相应地你得从生活质量的账户中取出一些资金用于支付（副作用），但是我们很难预测每项投资的确切金额和最终回报。例如，有些治疗方法根本不起作用，反而带来严重的副作用，耗尽了生活质量账户的资金，却没有延长生命长度。最糟糕的是，副作用甚至可能从生命长度账户中抢走一些资金，让我们意外损失了宝贵的时间。有的患者甘愿冒险从生活质量账户中取出大量资金，赌一赌这笔投资能否在生命长度上得到回报；还有的患者比较保守，他们不想冒着严重副作用的风险去提高未知的生存率。在某些情况下，我们医生需要针对这两个账户进行分析，为患者提供最佳的投资策略。患者能否承受（负担得起）风险，又会得到怎样的回报？有时，当我们重新查看这些账户时，发现生活质量里的余额已经不足以支持生命长度在将来的增长了，这时候就应该停止无谓的治疗，不妨就此退休，用两个账户里的积蓄安度晚年。

4. 押上更多筹码并不能保证一定会赢。

和莉莎境遇相同的人与那些无法治愈的癌症患者所面临的价值体系是不一样的，她并没有被宣判死刑，也许她仅靠手术就能痊愈，但是我们愿意赌一把吗？莉莎的预后比"生活质量 VS 生命长度"要清晰得多，不是生存就是死亡。她仅通过手术治愈的概率大约为40%——远非一个稳赢的结果。为了提高治愈的概率，我们要采取系统治疗，即术后"辅助治疗"。这种治疗就好比是在赌桌上多押一些筹码，提高获胜的概率。肿瘤医生都有"以免后悔"的坏毛病。辅助治疗——在术前或术后进行化疗，以清除体内游离的癌细胞——是我们获得最佳疗效的大好机会。不要退缩，别太客气，这是我们治愈患者的良机，他们能够承受，别让自己后悔。（另外，这也是一种预防措施，以免我们因为没有给够"剂量强度"而被一些律师起诉。）

　　如果我们真的认为"多多益善"，那么我们能给患者实施多少次化疗？有没有上限？上限是多少？如果已经达到极限，那么我们就算尽力了。然而，我们还是隐隐不安，心里在犯嘀咕：真的越多越好吗？我们能确定后续的伤害是增加的治疗造成的吗？

　　直到最近，我们才开始质疑激进的治疗对患者生理、心理和认知的影响。我们越发认识到，我们热衷为患者提供尽可能高强度的治疗，这也许比过去的标准疗法治愈了更多的患者，但代价是给更多患者的身体带来了影响，甚至是终身残疾。有些问题可能"轻微"一些，比如神经病变、骨髓轻度受损或者更年期提前；有些相当严重，比如二次患癌、衰弱性疲劳、大便失禁、无法正常进食以及慢性疼痛。带着新的病痛活着总比死了强，对吧？几十年来，乳腺癌研究人员一直在不断挑战剂量的极限。更高的剂量，更多的次数，在极限的边缘游走——4个、6个，下次会不会是8个疗程？

　　乳腺癌界在一系列臭名昭著的试验中突破了极限：研究人员使用骨髓移植挽救性高剂量化疗作为中高危乳腺癌的辅助疗法。骨髓移植属于超前沿的治疗方法——用极高剂量的化疗彻底清除患者的骨髓，然后将提前采集和储存的患者血细胞重新移植回去。刚到乔治城大学那会儿，我护理过参与这类试验的患者。我们让许多女性——其中一些人可能本来已经被治愈了——接受了这种强度极高的治疗。

事实证明，骨髓移植治疗是一份致命的保单，不会带来任何额外的收益。在 20 世纪 90 年代，这是最前沿的手段，至少我们确信它会成为最先进的技术。问题是，几乎没有证据表明这是一个好方法，我们所做的试验完全基于先前的研究结果；后来我们才发现，这些研究结果是被蓄意伪造出来的。我们将风险提升到极限，朝着毫无附加价值的虚假结果支持的方向奋力前进。现在想来，莉莎原本也有可能参与这样的试验。

一个周末，我在值班查房时探望了我同事的一位乳腺癌患者。她大约 50 岁，丈夫陪在身边，几个月前的手术可能治好了她的疾病，她已经完成的标准化疗也提高了她的治愈率，但是她体内存在癌细胞的风险仍然比较高。和莉莎一样，她希望不惜一切代价彻底治愈癌症，过上正常人的生活；和莉莎一样，她不想留下任何遗憾。于是，她报名参加了骨髓移植试验。

在这个特殊的周六，她正躺在重症监护室里，丈夫坐在一旁守夜，他们早已忘记报名参加试验那天的热情。她失去了血细胞，骨髓移植抢救失败，她正在坠入深渊，可能再也回不来了。他们不记得知情同意过程中被告知的各种严重警告，他们只记得这可以增加治愈的机会，以及他们心中化作承诺的希望。

他们决定把怒火发泄在我身上。我不是他们的医生，只是周末值班的新人。我默默地听着，替整个团队挡下了患者的愤怒。我表达了我的歉意和悲伤，以及对他们遭遇的理解。离开患者身边的时候，我也很生气——气我们的世界，我们的无知，我们对加大剂量、突破极限的治疗方法的狂热。我气乳腺癌机构这个巨无霸，它应该比任何人都清楚这么做的结果。两天后，她去世了。如果她没有参加临床试验，而是选择当前的标准疗法，兴许她还活着。我希望，至少她参与的那项骨髓移植试验能取得进展。然而，就我们现在所知，它并没有。

以莉莎目前的情况来看，手术的治愈率是40%，化疗在此基础上增加了20%，但这是有代价的。我们找不到任何方法来填补那剩下的40%。你想买多少筹码？赶快下注，我们来转转盘！

肿瘤医生通常不是大赌徒，至少在赌场不是。我们的赌桌在诊所，我们是机构这个"赌场"的工作人员。我们解释游戏规则，我们知道赔率，我们可以估算筹码的成本和胜算有多大，我们试图评估患者对承担风险的兴趣，指导他们在哪里下注。当花的不是自己的钱的时候，做决定总是比较容易。我们只能转一次轮盘，掷一次骰子，没有重来的机会。患者的输赢在此一举，赢了，我们一起庆祝；输了，我们在旁给予安慰。

在对辅助化疗下注时，患者无从了解筹码的实际成本。所有信息仿佛成了一门新的外语；事实很模糊，细节无法量化。更不用说整体情况非常可怕。当面对生死攸关的输赢时，我们自然会尽可能多地增加筹码，哪怕多一个筹码带来的胜算增率很小，只有1%。

你会惊讶地发现，很少有患者想要了解他们即将参与的游戏的细节。大多数人不会直接询问如果他们不这么做胜算能有多大，也不会问更多的治疗能带来多大的好处，概率是多少。更多时候，他们会走上赌桌，按照我们的指示放下筹码，冲着骰子吹口气，祈求好运，然后抛出骰子。

5. 统计上的积极结果并非总能转化为具有临床意义的疗效。

毫无疑问，我们在抗癌斗争中取得了进展，但是它们大都来自一点一滴的积累。假设我为你提供了两种选择：旧疗法和新疗法。新疗法采用的是一种新药，毒性比旧疗法所用药强；但是，刚刚发表在《新英格兰医学杂志》上的一项大型试验发现，新疗法的效果比旧疗法好，虽然很小但具有统计学意义，可能你会选择新疗法。你希望得到癌症研究所能提供的最佳药物。但是，如果我告诉你，新疗法毒性更大，成本更高，而且实际上在 97% 的情况下不及标准疗法效果好，那么你就会倾向于旧疗法。注意我们的推销方式——它可能带有欺骗性。我们既可以让那 3% 的疗效显得物有所值，也能让它看起来荒唐可笑，这取决于我们所用的话术。切记，并非所有研究进展都值得让你破费。

6. 大多数临床试验都是有害的。

临床试验是我的生命，是从事科研工作的我存在的理由。

招募患者参与试验是我一生的核心要务，我为我们的研究成果感到自豪，我只想要更多的研究进展，我希望我们在这方面更厉害。为了有所发现，我们必须进行大规模的试验，即使只有微小的收获，我们仍然重视。我们将一大批患者（通常有数千名）随机分组，接受标准治疗或者标准治疗外加其他方法。我们提出的"附加"治疗会治愈更多患者，试验的目的是找到小至 3% 的差异，我们几乎从来没有告诉患者这一细节，他们也从不过问。

我的职责是设计、实施、解释和分享临床试验的结果，这是我在癌症中心工作最重要的原因之一。志愿参与试验的患者是风险的承担者，是抗癌斗争中真正的勇士。在他们看来，当前的标准治疗令人无法接受，至少是次优解。他们也渴望取得进展，帮助我们提高标准，让世界变得更美好；他们愿意冲锋陷阵，爬出战壕，迎向炮火，哪怕所谓的胜利不过是 3% 的改进。

　　不过，参与试验也确实是我 "晋升的理由"。虽然我不会因为患者参与试验而得到直接的奖励，但我可以受到评判，这也是学术晋升的一个因素。美国的癌症中心如果想成为 NCI 指定的综合癌症中心（这是我们引以为傲并努力维护的标志），就必须让一定比例的患者参与试验。换句话说，我们必须找到愿意参与试验的患者，否则就有可能失去梦寐以求的 NCI 身份。为了保持客观并尽可能消除利益冲突，我从不开放试验，也绝不向患者提供我自己不会参与的试验。

　　这一政府标准适用于每个 NCI 中心，也是每个临床研究人员的就业期望。我们密切跟踪试验的进展，如果我们落后，就会有人指导我们加快进度。多年来，我一直是"主教练"，担任临床研究副主任一职，2006 年莉莎确诊患癌时，我也处于这个职位。我发现自己的处境很尴尬，我负责我们中心的临床研究成果，这意味着我妻子参加的 3 项试验都能给我的事业锦上添花，这难道不是终极的利益冲突吗？我明白她参加临床试验不仅仅是为了我，因为我们经常讨论临床试验研究，并坚定地将其视为我们的职责。我不知道她在参与试验的过程中有没有得到慰藉，但我的确感受到了。

　　7. 我很高兴这一切都是她的选择，而不是我的。

第 20 章 公 开

在莉莎开始化疗的几周后，我需要在佛罗里达州一个会议活动上发言，尽管我仍然提不起劲头，但明白工作还得继续。作为会议的一部分，我接受了尼尔·洛夫（Neil Love）的采访，他是乳腺肿瘤科医生，以一档教育类节目闻名世界。想当年，尼尔采访癌症专家，从他们那里得到最新的数据和日常经验分享，还用高科技吊臂麦克风将谈话内容录音。这些访谈经过整理后被刻成光盘，邮寄给我们圈子的所有人。在更现代化的网站和推特出现以前，我们都是通过这样的方式来跟上时代的步伐，我们会在上下班途中回放这些 CD，听尼尔·洛夫的访谈是我们的学习途径，能接受他的采访一直以来被视为一种荣誉，那是你取得成功的标志。终于，我也要进军"百老汇"了。

我的演讲风格亲切自在，就像大城市里的肯塔基男孩。正如我的同事或家人所说的那样，我喜欢在演讲里穿插一些小故事，而那些故事已经被我讲了一遍又一遍。（如果这种方式管用过，那么它还会再次奏效！）我的故事大都关于我自己、孩子们和莉莎，在将它们公之于众以前，我从未征得过他们的同意。我并不是按照剧本来表演，我只是发现，家庭故事非常适合教学，让我能在分享个人趣事的同时，吸引在场听众的注意力。这也是一种让我在远离孩子们的地方也能隔空亲近他们的方式。

埃玛读初中的时候，还不是一个做事有条理的人，她的房间很乱，简直是熵值拉满。她不想让我们碰里面的任何东西。在她眼中，房间是有秩序的，只是我们不了解它们的微妙结构和用途，这不是她的问题。埃玛的房间成了诠释癌症随机性的完美模型，只要看一眼她的房间，我仿佛就看到了癌症无尽的随机性，我一直在不断地尝试理解、衡量它，并且想让它恢复到不会致命的状态。我经常在现场和视频中告诉观众，其实埃玛很了解她创造出来的无序，我们应该尊重她的想法，让房间保持原样。我们这些头脑简单的人看不出"下游效应"，也无法理解看似随意摆放的物品间的联系——如果我们拿起她的一只袜子，她就找不到数学书了。虽然这个故事总能引人发笑，但是它也表明了我们癌症研究者的使命，当然，这也让世界上很多人知道了埃玛的房间和她短暂的无序状态。在没有征得家人同意的前提下，我就公开了他们的生活，让这些故事成为我表演的一部分。我们是癌症家庭，如果这有助于在抗癌斗争中取得进展，我甚至愿意分享最私密的家庭细节。

就在莉莎开始化疗的时候，我又踏上了外出演讲的旅途。我只离开一个晚上，我确信，即使我不在，莉莎也能应付家里的一切。我无法推却这次会议的邀请，也无法拒绝接受尼尔·洛夫采访的机会。

隔着桌子，我在尼尔的对面坐下，我们面前各有一个毛茸茸的吊杆麦克风，挡住了我们的视线，让我们看不到彼此的脸。他主动跟我打招呼，问我过得怎么样，借此来打消初次见面的隔阂。这是自莉莎确诊以来，我第一次分享自己的想法和感受。

尼尔首先问道："你提到过几次你的个人经历，能具体跟大伙儿说说吗？"

"嗯，我不知道这些对访谈有没有用。"

"我想应该有用。"

我喜欢有人倾听："我猜莉莎不会介意。多年来，我一直在公开场合诋毁乳腺癌，现在它找上门'回报'我了——我的妻子最近确诊患上了Ⅲ期乳腺癌。我们经历了许多事情：恐惧、做治疗决策、应对副作用。虽然她得了口腔黏膜炎，头发也掉光了，但她看起来非常可爱，只不过没有头发。"

"不得不说，这让我重生成为了一个症状管理员。我妻子第一次化疗后患上了轻微的口腔黏膜炎，这就足以让她想尽一切办法去预防。两个月前，我会跟患者说：'长了口腔溃疡？不妨碍吃饭吧？那就没事。没必要更改化疗剂量。'而我现在的确变了，哪怕是最小的副作用，我也会重视起来。"

尼尔继续访谈，这会儿问到了孩子们。

"孩子们是怎么知道这件事的？你怎么跟他们说的？当时的情况是什么样？"

"嗯，我们家的孩子比较特殊，你懂的，作为肿瘤医生的孩子，他们知道咋回事。以前我带他们去过医院查房，他们清楚癌症的能耐，也明白它看起来是什么样的。"

"他们多大了？"

"一个10岁，一个14岁。他们对整件事都很了解，我很欣慰。一方面，他们已经意识到发生了什么；但另一方面，他们还是小屁孩，所以生活一如既往。我是说，他俩的房间还是乱七八糟的，他们依然需要有人照顾，因此不会表现得小心翼翼。我们非常坦诚，他们知道怎么回事，虽然不清楚残酷的细节，但知道发生了什么，他们会继续自己的生活，坦白说，这就是我们所希望的。孩子们都很懂事，我们很幸运。"

我把一切都告诉了他，我有很多话要说。

尼尔问："你和妻子的感情有什么变化吗？"

我笑着回答："我们更喜欢彼此了——这段经历可谓是一次心灵的疗愈。事实上，从很多方面来说，这都是好事。我们俩平时非常忙。你知道咱们当医生的有多忙，要四处奔波，还要接诊。她一直负责孩子们学校的事务，是学校董事会的成员。每周日早上，我们俩还要去主日学校教书。我们有很多关于孩子、生活和社区的事情要处理。"

我继续道："因此，从某种意义上说，我们就像在两条异常繁忙的平行道路上奔跑，既要照顾孩子，又要彼此相爱。我们都认为自己在为世界做贡献，并在这一过程中相互支持，所以我们之间不存在任何感情问题什么的。我们结婚很多年了，但这次生病让我们重新走到了一起。治疗她的乳腺癌是我们共同的任务，也让我重新开始关注家庭中最重要的事。"

尼尔更深入地问："你能谈谈这次经历如何改变你和妻子的观念吗？"

"我想，我们都在尽力过好每一天。干癌症医生这一行会让人懂得珍惜，的确是这样。因此，我迫不及待地想成为更好的医生，更好的父亲，成为想成为的任何人，毕竟我们永远不知道意外何时会突然降临。很多人向我们伸出援手，比如说我家的冰箱里总是塞满了吃的，孩子们到哪儿都有人帮忙接送。工作中的人、教会的人、学校的人，大家都来帮助我们。这就跟老话说的一样，'举全村之力'——想要渡过这样的难关，确实需要全村人的力量。"

"作为肿瘤医生，我们见到的只是来看病的一两个人。我们没有意识到，要让患者挺过一次次化疗周期，要让他们能在各项指标合格的情况下按时进入下个疗程，需要金字塔式的下层基础。我们不理解坏消息在患者身边产生的连锁反应。"

此时，我越说越起劲。我不知道我有多少话要说，自从莉莎确诊以来，我的内心积压了多少想法。坐在安静的、挂有毛茸茸麦克风的房间里，和尼尔这样富有同理心、见多识广、充满好奇的医生聊天，是一种宣泄。就算有人往我嘴里塞袜子，我也停不下来。

"我很擅长告诉别人坏消息，"我说，"肿瘤医生大都如此。这是咱们这一行的特点。但是，如果我们感受到每个坏消息产生的连锁反应，并且总是惦记着它，那我们准会疯掉。特别是在我妻子确诊乳腺癌后，每当患者拿到糟糕的 CT 结果或者活检呈阳性时，我都会被它波及。对我来说，这的确令人震惊……就在一两周前，我告诉琼斯夫人她的病情时，从她的眼睛里看到了我内心的感受。而在此之前，这种感觉并不会那么强烈。我知道自己在做什么，但我不会去想象，当天晚上患者家餐桌上的气氛会有多么沉重。经历过之后，这种感觉确实变得更加强烈了。我不希望自己继续这样感同身受——你知道，一天感受 20 回真让人吃不消——但又希望这能让我保持更高的敏感性，确保患者回去和家人讨论时，已经掌握了所需的全部信息。"

"你觉得，这会让作为医生的你效率更高吗？"

我没想多久就给出了回答，因为自从莉莎确诊乳腺癌以来，我一直在思考这个问题："一开始我也不知道。就目前来说，我觉得是这样。

我放慢了接诊的速度。我会花更多的时间接待每一位患者。我不知道自己是不是必须放弃门诊的工作。事实上，我现在很喜欢它，也很高兴有机会让患者获得尽可能好的体验，帮助他们挺过艰难的时期。"

"所以你更清楚自己的重要性了？"

"是的，当然。如果你听过我的一位同事谈副作用和治疗等问题，就会意识到那些话有多重要。"

尼尔补充道："这还涉及一个根本性的问题，就是我们能在多大程度上既亲近患者，又不会丧失理智。"

我完全明白他的意思："我认为这是必要的，我确实这么想。我觉得我们和患者必须保持一定的距离。记得当时，我们需要在乔治城隆巴尔迪癌症中心选择乳腺癌的主治医生，其中一位恰好是我最好的朋友。我们两家人经常一起出去玩什么的，于是我们马上就去找她了。但后来我们意识到，她没办法真正做到我们需要的那种客观。"

"这是一个挑战，以前我们在结肠癌科也讨论过。过去，我们的患者往往确诊后很快就去世了，我们从来没有好好了解过他们。随着治疗方法的改进，现在我们开始对他们有所了解，开始了解他们的子女。我们认识他们两三年、三四年，甚至最终还会看着他们死去。老实说，虽然我很高兴他们可以活得更久，但在他们去世时，我比以往要难受得多。"

我忘记了时间。当我停下来看表时，已经过去将近一个小时了。访谈结束后，尼尔绕过麦克风看着我。这个麦克风起到了精神科医生躺椅的作用，强加了一种弗洛伊德式的距离，让我得以自在地进行疗愈和反思。

尼尔认为，这段访谈可能会引起业内同行的兴趣。但是这一次，我需要先得到家人的批准。当天晚上，我打电话给莉莎，分享了这次访谈的细节。莉莎不太喜欢抛头露面，她很实际："我们先听听，然后再说。"几周后，我们收到了编辑过的节目录音。我们俩先单独听了一遍，然后也让孩子们听了。他们 3 人既没有太多顾虑，也没有过分期待，都同意将访谈内容公开。

这一次公开曝光的程度是不一样的，比起我在演讲中用来活跃气氛的趣事，访谈的内容更加私密。它会让大众了解我们的个人经历，算得上是一种早期的真人秀。我曾经因为抨击乳腺癌产业而名声在外，如今这位批评家的妻子患上了乳腺癌，让我们听听看怎么回事。

他们确实听了。

一时间，全国各地肿瘤学界的人似乎都听了这期访谈，也许这就是我嘲弄"乳腺癌之神"的报应。我收到了大量的电子邮件，它们大都表示了关切和支持。许多人告诉我，他们觉得这期访谈很有帮助，让自己对患者有了更好的了解。这些人知道莉莎的病情有多严重，他们清楚可能的结果，他们为我们担心，也想知道故事的后续。她去世了吗？他该怎么面对？无论我走到哪儿，几乎都会有人上前问我："你的妻子怎么样了。"这可不是同事间的正常寒暄。我看到的全都是"肿瘤医生式的悲伤神情"。

虽然公开我们的故事不能让莉莎痊愈，但肯定给她的治疗带来了巨大的影响。我收到了我以前的上司马克·李普曼发来的电子邮件，他对莉莎的病情表示关心。马克是世界知名的乳腺癌专家，聪明绝顶，是团队中的佼佼者。他总是站在乳腺癌研究的最前沿，为人耿直，常常为了追求效果而直言不讳。在一次全国电视采访中，他居然说，我们只要切除每个 13 岁女孩的卵巢，就能大大降低全世界乳腺癌的发病率。没有卵巢，没有雌激素，就没有乳腺癌。我们都等着他补上一句"当然，我们不可能这么做"，然而他并没有——他只是冷冷地凝视着镜头。这显然也影响了我的风格，我一直很欣赏他的大胆，愿意说出真相的勇气，哪怕只是为了语惊四座，让我们重新审视前进的方向。

莉莎确诊时，马克已经离开了乔治城，带着他在乳腺癌领域的杰出成就去了位于安阿伯的密歇根大学。我好几年没有他的消息了，因此看到他的名字出现在收件箱里有些奇怪。莉莎做化疗已经有几个月了，很多人在听说莉莎的情况后伸出了援手，但马克不是一个会发信息送上鼓励的人。我打开邮件，上面以卡明斯的风格①用小写字母写着：

"你的妻子需要加点铂，马克。"

铂是许多高级珠宝中重金属的衍生物，是一类化疗药物，我很熟悉这类药物，也是了解它们的作用机制并控制其副作用的行家。它们是通过静脉注射给药的，属于很野蛮的药，会引起恶心、疲劳、神经病变、听力下降、视力改变、肾脏损伤、脱发、血细胞计数降低等问题。要注射顺铂（Cisplatin）——铂类药物的初代药物——我们必须在给药前后至少输注一升生理盐水。我们还要在给药的同时加入利尿剂，这样它在经过肾脏时才不会对器官造成损害。在新的抗恶心药物问世以前，我们不得不让患者住院接受强效的镇静治疗才能缓解铂类药物引起的剧烈恶心。新药卡铂（Carboplatin）对骨髓的毒性非常大，以至于我们每次给药时都必须根据患者的肾功能精确计算剂量。铂类药物确实改变了睾丸癌的治疗方法，并被广泛用于多种癌症，但没有

---

① 爱德华·埃斯特林·卡明斯（Edward Estlin Cummings），美国诗人，他的诗作大都没有标点和大写字母。——译注

任何证据表明它对乳腺癌有效。马克到底是什么意思？

在采访中，尼尔·洛夫问："你提到你们决定参加临床试验，你还说SWOG研究的是两种不同形式的，像是"剂量密集型"给药和连续规律的低剂量化疗，用的药就是AC[①]、紫杉醇、生长因子，咱们常见的那些。是什么促使你和妻子参加这项研究的呢？"

我在回答中解释了自己对临床试验的承诺："我是临床研究的倡导者，所以得到参与这项试验的机会也算是沾了我妻子的光吧……她的肿瘤具有较强的侵袭性，这个从没打算做化疗的人竟然决定接受超出标准的化疗，这似乎是个不错的主意。我感觉每个试验组的设置都还可以。出于这些原因，我们不知道怎么办才好，因为我们很害怕，你知道，一夜之间冒出来的肿瘤，还伴有阳性结节，所以我们觉得常规的"剂量密集型"化疗是不够的。3个月前，她做过乳腺X线检查，结果是阴性。于是，我们就产生了一种'多多益善'的心理，希望接受'比标准治疗更激进'的疗法。因此，这项临床试验很吸引我。"

我继续道："在第二轮AC化疗后，我妻子看着我说'凭什么我还得再做4轮？'她的意思是，为啥她不能像标准化疗那样再做两轮就结束。现在，我们已经没那么恐惧了，但愿这种心情能一去不复返。我们开始有些适应了。我们还在为治疗努力，也熬过了一段时期。"

马克的电子邮件是在莉莎第六个AC化疗期间收到的。

莉莎虽然没了头发，疲惫不堪，但意志依旧坚定。三阴性乳腺癌在当时属于一种相对较新的分类——比其他类型的乳腺癌更严重、更容易扩散，对现有疗法的反应也更差。目前也还没有治疗这种癌症的

---

① AC 指阿霉素和环磷酰胺。

灵丹妙药，但是，研究人员正在争分夺秒地学习。铂类药物刚刚开始显露出治疗这种癌症的潜力。

看着他的邮件，我的大脑飞速转动起来，思考这一决定涉及的所有可行性。铂类药物不在试验范围内，只有早期证据表明，这种方法对莉莎的治疗可能会有帮助。如果我们接受马克的建议，莉莎就不得不退出试验；我曾经就因为患者退出试验而十分恼火，因此我连产生这样的想法都感到内疚。退出试验意味着研究团队在我们身上浪费了宝贵的时间。莉莎签署过一份文件，承诺会坚持到底。如果她退出，就无法像我们允诺的那样为乳腺癌研究做贡献，她将成为试验报告上的一个星号，会影响结果的准确性。米内塔是个传统的人，不会轻易做出这样的决定。她会勉强同意新的治疗方案，这意味着要做更多的化疗，甚至比莉莎在试验中已经接受的额外剂量还要多，接着便要承受更多的副作用，更强烈的恶心感，更高的神经病变风险。

但话说回来，铂类药物搞不好真的就是灵丹妙药。

考虑到迈出这一步的影响，我们没有太多时间去做决定。我们和米内塔、克劳丁以及其他乳腺医生交流了意见，得到的回答大多是"我不清楚"或者"也许是个好主意，但没有可靠的依据"。还有人告诫我们："她已经做了那么多次化疗，这个时候改方案可不轻松。"而我想的是，这些人当中有人曾说过骨髓移植能治好乳腺癌。多年来，在许多女性受到伤害后，他们才发现这完全是错误的疗法，我们又怎么能相信他们对铂类药物的看法呢？

我们周围充斥着各种深思熟虑却相互矛盾的建议——这些建议不是我们直接问来的，而是作为公之于众的副作用提供给我们的。也就是说，最终的选择还是要靠我们自己，这是我们的决定。

我们肿瘤医生总是用"这是你的决定"将重担推给患者。对于我们来说，未经证实的疗法就像一片未知的水域——也许有人在什么地方发表了一篇摘要，暗示那可能会有效。我们想要斟酌一种新的治疗选择，特别是如果患者感兴趣的话，我们非常擅长描述自己所知道的各种利弊，尽量为患者描绘出清晰的画面。然后，我们会在病历中做记录（保护自己，以免"吃官司"），我们并不完全确定自己在做什么，我们向患者介绍了全部情况，最终患者打算接受治疗。只要他们选择治疗，就不再是我的错，也不再是我的责任。如果他们能活下来，我们就会宣告胜利；如果他们受到伤害——或者更糟糕的，如果他们不幸去世——那也不是我们的问题，我们只是做了他们希望我们做的事。

为此，我和莉莎谈了很多。我们都不想被贴上"临床试验退出者"的标签，我们都不想做更多的化疗，我们都不希望莉莎死去。无论哪种方式，我们都可以渡过难关；无论哪种途径，我们都可以证明它是合理的。她可以接受任何方式、途径的治疗，即使会遭受更多的罪，即使不知道能否带来额外的疗效，增加战斗强度也好过举手投降。因此，最后我们决定添加铂类药物。

尽管病历上写着这是我们的选择，但其实那并不是我们的主意——我根本没有研究过莉莎的癌症。我也没有给马克打电话讨论他的建议。我回复了他的邮件，只是简短地说了句"谢谢"，尽管他通过我面向整个癌症界的访谈——我的大嘴巴，我的自我满足——才得知莉莎的病情。但愿这能行得通。

第 21 章　铂，不是好看的那种

2007 年 2 月 26 日，在接受最后一个周期的环磷酰胺和阿霉素后，我终于完成了一半的化疗，我感觉糟透了，由于减少了阿霉素的剂量，外加服用了大量药物来缓解全身的各种疼痛，我觉得没有第四个周期后那么难熬，但所有的一切都令人疲惫不堪。为了让自己看起来正常一些，我不得不一大早就开始"缝缝补补"：把假体放进胸罩，化上彩妆来掩盖苍白的皮肤，用眉笔补上缺失的眉毛，把扎人的假发扣在脑袋上。更不用说，我还得克服精神上的倦怠、疲劳、对自身处境以及后续化疗的厌倦，为的只是去做我认为仍然有必要去做的事。现在，我不仅要和"癌症可能无法治愈"这样的想法做斗争，而且越发觉得自己连治疗也快坚持不下去了。

自圣诞节前的一周开始，我一直在做阿霉素和环磷酰胺的化疗，到现在总统日①都过去了。治疗过半是一个里程碑，但是从玻璃杯半空的角度来看，我还有 12 个星期要熬，还要输注 6 个周期的另一种化疗药物——紫杉醇。刘医生和克劳丁试图安慰我，说紫杉醇的毒性

---

① 美国的法定节假日之一，定于每年 2 月的第三个星期一。——译注

较低，而且——正如肿瘤医生常说的那样——我会"更好地耐受它"。等我停用阿霉素和环磷酰胺之后，头发会重新长出来，我也会开始有活力。她们充满肿瘤医生式的振奋和乐观，这也是她们鼓励成千上万的女性坚持到底时所必需的特质。我尽量专注于她们积极的预测，并期待接下来 12 周的道路能好走一些。

这是在马克·李普曼介入之前，也许是他救了我的命。

约翰在演讲或者和别人讨论胃肠道癌的治疗时，都会提到我的乳腺癌，还说他不得不把离开华盛顿的时间安排在我化疗的前后。这自然引起了人们的同情和询问。这些人中有许多对癌症非常了解，因此他们的反应比外行更加具体。这可能是治疗期间我与一位满世界演讲的肿瘤医生的亲密关系所带来的令人不快的副作用：似乎整个癌症界都知道我确诊了乳腺癌。

我知道自己的情况有多糟，我几乎每周都会在谷歌上搜索"三阴性乳腺癌"，一个个网站说着同样的话：非常凶险、疗效不佳、难以治愈、复发率高。我感到反胃，觉得自己不该再去搜索了，然而在接下来的几年里，我就像是被火光吸引的飞蛾，一次又一次地谷歌。它真的是这么说的吗？网上的说法（但愿现实中也是）有没有变好一些？可是，它们给出的依旧是同样可怕的预后，我重复着搜索——反胃——发誓不再这么做的过程，但还是难免自寻烦恼。

当我成天依赖"谷歌医生"（医生将在网上搜索医疗信息的现象称为"谷歌医生"）了解病情时，我感觉有点奇怪。约翰没有治疗乳腺癌方面的经验，尤其是这种新近确定的癌症类型。我也知道，他不会说网上那些残酷无情的话——当然，那些并非不靠谱的网站，但即使是可靠的网站，也很少有好消息给我这样的患者。他不想打击我的积极性，我们为孩子们离家后的退休生活制定了计划，而我的死会把一切搞砸。

不过，我的情况确实通过一定的渠道在肿瘤学界传播开来，事实证明这对我们是有利的。一天，约翰打电话告诉我，他突然收到他在隆巴尔迪癌症中心的前任上司、乳腺癌专家马克·李普曼的一封电子邮件，建议我尝试铂类药物。

约翰对铂类药物并不陌生，他告诉我，他也觉得现阶段来说这是个不错的选择。三阴性乳腺癌的侵袭性令我们恐惧不已，而铂类药物在转移性三阴性乳腺癌方面的应用似乎是成功的。虽然没有人发表过用铂类药物治疗我这种局部三阴性乳腺癌的研究，但至少在我们看来，这类药物值得一试。

约翰向刘医生提及了我们的想法，这肯定让她非常为难。首先，约翰是她的上司，无论我们多么努力表现出我们只是普通的患者，她和约翰都不可能无视他们之间的工作关系。在治疗期间，约翰尽量扮演看护人和丈夫的角色。我敢说，她在尽力忽略房间里的这头"大象"——而他恰巧还是她的评审人。其次，马克·李普曼曾经是隆巴尔迪癌症中心的院长，是美国乃至世界上最杰出、最优秀的乳腺癌医生之一，刘医生可能会面临违背他建议的窘境。不过，刘医生是一位成熟的专业人士，即使她对这个提议感到不快，她也绝不会说出来。

对约翰和刘医生来说，添加铂类药物还会带来额外的麻烦，即我必须退出临床试验。临床试验的目的是让科学家搞清楚哪些方法有效，哪些方法无效，从而推动癌症治疗向前发展。但是，说服患者参加临床试验非常困难，我确信，我退出临床试验并不是刘医生所希望的结果。加入铂类药物后，她将从结果中删除我的数据点。

　　尽管如此，在分析了换药的潜在风险和好处后，她告诉我们应该按照自己的意愿行事。我仍然不确定怎样做才好，于是赶紧给我认识的另一位乳腺癌专家克劳丁打电话。克劳丁在这个问题上绕来绕去，也不肯直接为我拿主意，这似乎是肿瘤医生的行为准则，而且我感觉，她对建议我们采取与刘医生不同的做法感到不安，后者是她的同事，从某种意义上说，也是她的门生。最近她才承认，她当初的确很纠结，她明白改变治疗方案对刘医生意味着什么：她的计划遭到了马克·李普曼的反驳，而这种反驳多少得到了克劳丁的支持。不过，克劳丁证实，有证据表明铂类药物在抗击转移性三阴性乳腺癌方面是有效的，这也让我有更充分的理由选择尝试。

　　我想尽我所能治好自己。马克·李普曼见多识广，因此我更愿意听取他的建议。虽然添加铂类药物可能会带来额外的副作用，但我希望这也能增加痊愈的概率。然而，我心里依旧隐隐不安。多年来，约翰一直向我灌输临床试验的重要性，且这次试验听起来很有希望，而我是约翰·马歇尔医生的妻子，他是隆巴尔迪癌症中心临床研究的负责人。退出试验对约翰来说并不是好事，他从来没有明确说过或者暗示过什么，但我感觉自己有责任扛起临床研究的大旗。

　　不过，最终我还是选择了我认为最有信心的方案，用尽一切可能的药物来抗击癌症才最合我的心意。约翰似乎也赞同添加铂类药物，于是3月初，我告诉刘医生我想退出SWOG试验，并在化疗中添加铂类药物。她建议我联合使用卡铂和原计划标准治疗方案中的紫杉醇，每周化疗一次，连续3周，第四周停药。这部分化疗总共4个周期，也就是4个月，进行12次输液。现在回想起来我才意识到，刘医生也很为难，她不得不为我考虑使用哪种铂类药物，以及如何安全有效地给药。当时还没有铂类药物作为三阴性乳腺癌辅助治疗的标准，我将成为试验的"小白鼠"。

此时，我已经接受过 6 次化疗了，那些药物损伤了我的静脉，因此输液穿刺变得越发困难，我也感觉越来越不舒服。现在，我面临着 12 次输液，开始重新考虑是否要植入输液港。我跟约翰和刘医生谈起这件事，他们的态度简单说来就是"你早干嘛去了？"我将植入手术安排在下次输液和 CT 检查之前——因为 CT 检查需要静脉注射造影剂。

3 月 8 日早上 7 点，约翰带我去了乔治城医院的介入放射科。这是一个门诊手术，我在午饭前应该就可以回家。他们会采取局部麻醉，让你不至于完全昏迷但又感觉不到手术的过程。他们在我左侧锁骨下方开了一个小切口，将输液港植入皮下，又在我左侧颈部开了一个更小的切口，以便将输液港的导管插入锁骨下静脉。

2007 年 3 月 12 日，我做了 CT 检查，这次我终于不必静脉注射造影剂了！现在，我只要先去输液室"接入"输液港就可以了，也就是说，给我胸口的输液港贴上麻醉药膏，大约 15 分钟后，再插入细小针头，用生理盐水来清洁输液港。这些程序必须在输液室进行，毕竟只有化疗输液的护士接受过这方面的培训。这让我待在医院的时间变长了，而且还要预约输液室，以便提前通知他们我要过来。

我讨厌做扫描，在大部分时间里，我会把身体里可能出现癌细胞的事抛到脑后，除非到了需要做扫描的时候。医生还会一边看着扫描结果，一边告诉我他的发现。在放射科的候诊室，我总是因为过度紧张而看不进书，所以我一般会玩《华盛顿邮报（周日版）》的填字游戏。它需要充分的思考和注意力，在一定程度上能放松我的神经。就这样，我坐在那里，胸前粘着一根小管子，眼睛盯着填字游戏，等着被叫进去做检查。

　　现在，我对这套程序已经驾轻就熟了：医务助理愉快地把我领进一间小更衣室，给我一件病号服。换好衣服后，我一手捧着填字游戏，一手拿着笔，坐在那里等待，直到被叫进扫描室。几乎每次扫描结束后，放射科医生都会查看一下结果，确保它清晰可辨，不需要再拍一遍，然后非常体贴地告诉我，情况大体看来不错，不过完整的结果还是由我的肿瘤医生告知我。紧接着我会去见刘医生，我知道不用等太久就能从她那里得到消息。

　　约见刘医生是我治疗期间的一项例行公事，她会查看每次输液前的血检结果，并向我介绍接下来的化疗程序。距离我上次输注阿霉素和环磷酰胺已经过去两周了，但这一回有所不同，因为有些人可能会对紫杉醇产生严重的过敏反应。她先告诉了我一个好消息，自从去年11月的CT检查以来，我的情况似乎没有任何变化。肺部的结节看起来也没什么不同，这是好事，说明那不太可能是癌，只是我体内存在已久的毛病。

　　掌握新的信息后，我回到输液室开始新的治疗。由于紫杉醇有可能引发严重的过敏反应，因此它自有一套首次给药的程序。约翰没有像往常那样目送我，而是陪我一起上楼。也许他比我更担心我会过敏。

　　当我和约翰来到输液室时，病区秘书用她一贯的灿烂笑容迎接我们，然后带我们走进一个房间。我从包里取出用来打发时间的装备，躺在床上。约翰在病房里走来走去，看看他的患者，读上一两封或者20封电子邮件。大约15分钟后，梅赛德丝让我服用了一剂苯海拉明（Benadryl）以减轻我对紫杉醇的过敏反应。我吃的是药片，因为我对抗组胺药的催眠作用很敏感。后来证明这是正确的选择，因为有次化疗时，我被意外注射了苯海拉明，结果原本还在说话的我，不到 15 秒就进入了酣睡，而且一睡就是好几个小时！

约翰从外面转回来时，克劳丁也正好在输液室查看她的一个患者，就顺道过来跟我打招呼。当她得知我是第一次输注紫杉醇时，便决定留下看看情况。见约翰和克劳丁都想待在这儿，我开始焦虑起来，看样子过敏反应比我想象得更恐怖，我试探性地问他们可能会出现什么情况。克劳丁说："比如皮疹或者瘙痒症状。""也有可能是过敏性休克。"约翰补充道。我肯定这不是确切的谈话内容，但我听到的就是这几句。我带过一些对花生过敏的孩子去动物园和餐馆，知道过敏性休克非常要命，必须立即用肾上腺素笔注射。我开始在期待中颤抖。我很感激克劳丁和约翰陪在我身边，分散我的注意力，让我不去胡思乱想，我也知道梅赛德丝非常有经验。我告诉自己，我得到了很好的照顾，乔治城肯定没有人因为输注紫杉醇而死亡。

很快，梅赛德丝拿着一袋紫杉醇和一个渔具箱再次出现。箱子里是预先计量和装好的药，以便在我出现过敏反应时能立即服用——不祥之兆——不过也挺有趣。我以为他们会拿专门的医疗设备来装这些"军火"，没想到用的竟然是运动器材。

梅赛德丝开始给我输液，然后退到房间的角落，站在身穿白大褂的克劳丁和约翰旁边，他们面向我一字排开，肌肉绷得紧紧的。他们都忧心忡忡地盯着我，我也忐忑不安地回望他们。当紫杉醇缓缓滴入我的锁骨下静脉时，我们每个人都提心吊胆，担心会发生什么不测。其实，渔具箱蛮应景的，在他们观察我的一举一动时，我感觉自己就像水箱里的鱼。我反复确认自己的身体状况：我痒不痒？有没有觉得头晕？我的呼吸正常吗？哦，不对，我呼吸不了！等等，深呼吸。我好像又能呼吸了。这会儿呢？还在呼吸。我把注意力集中在吸气和呼气上，尽量不让自己陷入焦虑。

随着时间一分一秒地过去，克劳丁、约翰和梅赛德丝慢慢地开起了玩笑，讨论我看上去是否还清醒。渐渐地，我放松下来，没有任何明显的不良反应。大约 15 分钟后，我似乎没有什么变化，大家都松了口气，继续轻松地聊天，不再像刚才那样有一搭没一搭的闲扯。梅赛德丝提着可怕的渔具箱去找她的下一个患者，约翰和克劳丁也向我道别，回归他们各自的工作。我活了下来，而且第一次注射紫杉醇没有发生过敏，这让我如释重负。所有的守护者得以恢复正常的活动，我也开始自娱自乐，坐在病床上，一边刷着肥皂剧和游戏节目，玩着填字游戏，一边任由那可怖的药水滴进我的锁骨下静脉。

第 22 章　化疗无所不用其极

3 月的第二个星期一，我开始接受紫杉醇联合卡铂的治疗，当时我感觉自己的状态还不错。由于过去两个周期减少了阿霉素用量，外加服用了大量非甾体抗炎药，我身上疼痛的已经没那么明显了。倒霉的是，我右眼下角膜上长了一个充满液体的奇怪突起，于是，我又花时间去看了眼科专家，他认为那可能是结膜囊肿之类的鬼东西，并建议最好别去管它，等它自己消退。我只能寄希望于此。我看起来越来越像个怪人——没有头发，没有眉毛，没有睫毛，眼睛里有个突出的囊肿，皮肤苍白，双脚酸痛，步履蹒跚。所有这些身体上的异常都令我越发沮丧、抑郁，在家里也变得更加暴躁。每出现一个新问题都会让我精神崩溃：既要找到症结所在，又要想办法抽时间去看另一个医生。

不过，总的来说，我还是咬牙坚持了下来，到 3 月底，我已经完成了一个化疗周期，每周一次，持续 3 周，然后休息一周。我们甚至还过了一个短暂的春假。3 月的最后一个周一，我接受了第三次紫杉醇联合卡铂的治疗，之后我们全家开车去了西弗吉尼亚州的谢泼兹敦，度过了几个安静祥和的夜晚。我们参观了安提塔姆①和哈珀斯费里②，（谁能不为内战遗址兴奋呢？）孩子们在酒店后面波托马克河旁的铁路桥下玩耍，仿佛《铁路少年》(The Railway Children)③里的情景重现。我坐在房间看着窗外的他们，发自内心地为他们的自由和友爱而开心。我们享受了几顿可口的晚餐，开车穿行在美丽的马里兰乡村，其乐融融。我得到了充分的休息，约翰几乎一周都不用做饭。我们甚至还去拜访了好几年没见的巴尔的摩的朋友。这对我们所有人来说都是一次轻松愉悦的假期，尤其现在回想起来我才意识到，当时我的身体肯定在酝酿着什么阴谋，让接下来的几周变得异常煎熬。

4月9日，我开始了第二轮的紫杉醇联合卡铂化疗，但是一周后，在我准备做这一轮的第二次治疗时，化验结果显示我的血小板计数每微升血液只有7万，而正常范围的最低值为15万；血小板计数过低会导致血液无法凝固，容易出现瘀伤和异常出血④。化验结果还显示，我的中性粒细胞（白细胞中的一种）绝对值为每微升800，而正常的最低值为1000；中性粒细胞计数偏低说明免疫系统功能减弱，严重感

---

① 美国南北战争的古战场。——译注

② 美国西弗吉尼亚州杰斐逊县的一个镇，是内战中的必争之地。——译注

③ 英国电影，讲述了鲍比一家在父亲被抓走后，母亲带着三个孩子来到乡下；母亲整日为生活操劳，而三个孩子经常在铁道旁玩耍。——译注

④ "Thrombocytopenia (Low Platelet Count)", www.mayoclinic.org/diseases-conditions/thrombocytopenia/symptoms-causes/syc-20378293, September 29, 2019.

染的风险增加[①]。由于卡铂对红细胞和血小板的影响很大，而我的血小板计数已经很低了，刘医生决定在第二次化疗中只用紫杉醇，不加卡铂。最终，我挺过了那一轮的化疗，感觉还不错。

这一次，我依旧没有向潜在的感染低头，坚持到细菌和病毒泛滥的世界中去。我参加了学校的活动、垒球和棒球的比赛和训练、骑马课、董事会会议、铃木小提琴节——所有这些活动对于免疫力低下的人来说都充满了风险。我只是不想再过那种只能待在家里、每 5 分钟就用洗手液给自己消毒的生活。

4 月 23 日上午，我来到乔治城进行常规化验，准备开始新一轮的紫杉醇联合卡铂化疗，由于这一周我过得舒心自在，而且这次化疗依然延续之前的卡铂剂量，因此我以为接下来的治疗会一帆风顺。我接入输液港，抽了血，然后去了约翰的办公室。我像往常一样，在输液室以外的地方闲逛，等待化验结果，以确认我能否进行下一轮化疗。我从来都没想过自己也许会无法按计划接受化疗。刘医生按照要求告知过我所有的风险，我听是听了，但只把那当作是飞机上的安全演示，走个过场而已。从约翰与患者的谈话中我清楚地了解到化疗的风险——这些患者会出现发热、出血，甚至器官衰竭的苗头，不得不去急诊科就诊或住院治疗，而造成这一切的根源并非癌症，而是化疗。我明白其中存在一种微妙的平衡，但我以为那些可怕的事不会发生在

---

① "Low White Blood Cell (Neutrophil) Counts and the Risk of Infection", www.cancer.org/content/cancer/en/treatment/treatments-and-side-effects/physical-side-effects/low-blood-counts/infections/infections-in-people-with-cancer/low-wbc-and-weak-immune-system.html, September 29, 2019.

我头上。除了这次患癌，我的身体一向健康，我以为自己可以承受化疗带来的伤害。

从某种程度上说，我庆幸自己得的是乳腺癌而不是别的什么癌症，因为我需要被切除的只是胸前一个外在部位，并不会影响内脏的正常功能。我的母亲由于切除了 60% 的结肠，多年来不得不应付治疗留下的后遗症，这导致她多次住院，需要将管子从鼻腔沿着喉咙插进胃里来保持肠胃排空，直到她的肠子"解开"。她甚至不得不接受手术，清除粘连——最初的结肠癌手术在内脏器官上形成的疤痕组织。我的手术不太可能出现这样的并发症，而我对化疗会引发的问题也许过于乐观了。

我坐在约翰的办公室里。5 个月前，他曾在这里和刘医生进行了第一次重大讨论，但是这回，刘医生给我打电话说我的化验结果太差，根本没法进行第二轮的最后一次治疗。我的血小板计数已经降至每微升 6.3 万，而最低的正常值为 15 万；我的绝对中性粒细胞计数已降至每微升 700，而最低的正常值为 1000。这些数字并不乐观，她不能让化疗药物进一步破坏我的细胞。我崩溃了，呜咽着："你确定吗？"这一切听起来仿佛又回到了去年的 11 月。显然，刘医生再一次感到很难过："我真的很抱歉。早知道就不给你用那么多的阿霉素和环磷酰胺，我们把你的骨髓给搞坏了。今天你不能做化疗，你能不能周四来找我，到时候我们再商量接下来怎么办？"

我很不高兴，但这不是她的错，她也无能为力。显然，约翰也很难过。这似乎是一次重大打击。在和癌症打交道的大部分时间里，我都在接受治疗，然而现在我除了等待，什么也做不了。如果我的病情加重到要住院的地步怎么办？如果我再也不能做化疗了怎么办？他说："这种情况经常发生。我的患者常常因为骨髓问题而无法接受化疗，这只是一个小挫折，你的身体很快就会恢复。"我不大相信他的话，我知道他这么说是为了让我好受一些，也可能是想缓解他自己的恐惧，但我不喜欢被陈词滥调哄骗，于是发起火来："你怎么知道？你以前做过这种治疗吗？"他很识相地没有反驳，只是送我回家，让我一个人静静。我坐在起居室，深深地感到挫败和恐惧，活像个失败者。

到了周四，我和约翰回到隆巴尔迪，我坐在检查室的病床上，约翰在一边陪着我，而刘医生在另一边。她再次对临床试验要求的 6 轮 AC 化疗，以及这些化疗药物对我骨髓造成的影响表示遗憾。她说，鉴于卡铂对我的伤害，他们不能再继续采用当前的紫杉醇和卡铂的剂量。从技术上讲，她可以减少这两种药的剂量，但她认为这样一来化疗的效果可能会大打折扣。她给了我两个选择，要么彻底放弃铂类药物，只接受两轮的紫杉醇治疗，要么用顺铂代替卡铂，因为有研究表明顺铂与血小板计数降低的相关性较小。在她解释理由的时候，我并没有真正理解其中的细节，毕竟从根本上说，这是一个基于科学和生理学的决定。

约翰在一旁认真听着，但他不打算告诉我该怎么做，决定权依旧在我手中。我选择更换铂类药物，因为我仍然相信，投入得越多，生存的机会就越大。而且，既然马克·李普曼说我应该使用铂类药物，那么搞不好它就是拯救我的秘方。于是，刘医生决定略微减少紫杉醇和顺铂的用量，并将化疗频率从"每周一次，持续 3 周，第 4 周停药"，改为"每周一次，持续两周，第 3 周停药"，同时增加两个周期的化疗。此外，她还在化疗前那一周的周四、周五和周六让我注射非格司亭，以维持我的中性粒细胞数量，尽量避免延误治疗。好哟，这下又多了好多让我丈夫给我打针的欢乐时光了！

顺铂的缺点之一是会对肾脏造成相当大的伤害，因此在给药前后都需要输注大量的生理盐水，以便尽快排出肾脏中的顺铂，这大大延长了我待在医院的时间。新的治疗方案需要输注2个多小时的生理盐水（其中含有利尿剂）、15分钟的止吐药、20分钟的法莫替丁（Pepcid，防止对紫杉醇产生不良反应）、1小时10分钟的紫杉醇、一个多小时的顺铂，然后还要再输2个小时的生理盐水，这一次医生还添加了硫酸镁来提高我的镁含量，因为顺铂可能会使之大大降低。光是输液就要耗费将近7个小时，顺铂真是一种很坏的药！也许癌细胞见了它也要"抱头鼠窜"或者"当场毙命"。

之前我都是下午一点到达医院，然后待到5、6点回家；而现在我必须在上午9点赶到医院——实际上是7点半或者8点，也就是约翰平时上班的时间。连续的3个周一里有两天需要做化疗，而我的化疗也快接近尾声，只不过它现在成了全天的任务。在此之前，我并没有放弃太多的日常生活。我仍然出席我任职的所有董事会和委员会，继续在主日学校教课，开车送查利和埃玛去他们要去的地方（有很多），参加他们的演出、课程和比赛，遛狗，买菜，做饭，处理家庭账目，这对我来说没什么。只有在"扎针"那天，我才会对癌症治疗真正妥协。人们经常问我为什么不推掉一些事务，并向我保证大家能够理解，但我不想放弃。维持正常生活对我的精神状态至关重要，我从来就不擅长闲待着，化疗的日子我可以悠闲自在地过上一整天，但是除此之外，我想坚持做点什么，无论什么都好。我的自尊和快乐大都来自工作和参与各项事务，我担心如果我就此放弃，会变得抑郁。没有了平日里的活动，我该干什么？坐着等死吗？我觉得，那会比在我感觉不好的日子里坚持工作更糟糕。

遗憾的是，我眼睛里的囊肿没有消退，反而变得越来越碍事，更何况我还戴着刺猬头假发，又没有眉毛，这简直让我不能更尴尬。"容光焕发"没有教过我如何遮盖眼睛里的囊肿，后来，我右眼的四分之一也出现了充血。（那真的不好看。）我惊慌失措地给眼科医生办公室打电话。他们平时总是忙得不可开交，却安排我当天下午去看病，约翰也来到医生办公室，想听听他们的想法，看能采取什么措施。我现在根本不想在公共场合露面，我不知道这种情况会持续多久，没准是一辈子。

我在候诊室里似乎待了很久，低垂着眼睛，尽量不让人看出我的异状，之后，一位年轻的技术人员把我们叫了进去。她询问了我的病史，远远地看了看我的眼睛，没有底气地说她不知道那是什么，但眼科的住院医师待会儿就过来。突然，我感觉有东西从脸上滴落。我不知道发生了什么，但技术人员满脸惊恐的神色可不是什么好兆头。我看着约翰，他却得意地说："我猜那玩意儿刚刚破了！"就在我们商量接下来怎么办的时候，囊肿破裂了，一小股鲜红的血液顺着我的右脸颊淌了下来，难怪那位技术人员会大惊失色。她递给我一张纸巾让我擦干净，当我看到血迹时，我也觉得很恶心，但同时松了口气，问题似乎解决了。技术人员离开后，住院医师和眼科医生走了进来，他们向我保证已经没事了。约翰宣布，那位技术人员是个天才，她连碰都没碰我，就解决了我的麻烦。囊肿愈合之后就再也没有出现过，而我却给那位技术人员留下了终身的心理阴影。不过，她因此被视为天才，也算是因祸得福吧。

第 23 章　我们留下的一切

　　如果我能再和母亲生活一天，我会让她分享每一段回忆；告诉我她最深的想法、爱、最喜欢的食物和最喜欢的季节；告诉我她对父亲、戴维、伊丽莎白——好吧，甚至是我——最不满意的地方。我的父亲很会讲故事，但他总是来来回回讲着相同的故事，只有极少数时候，我们提到的某个话题才会让他将一个我们从未听过的新故事娓娓道来。他喜欢讲快乐的故事，很少言及痛苦或悲伤；他不喜欢回忆不好的事情，而这一点很可能遗传给了我。我会选择性地记忆美好的事物，这在我肿瘤医生的职业生涯中，被证明是真的有用。

　　归根结底，我们的记忆就是我们自己，我们留下的一切，它定义了我们是谁。为什么我们会保留一些记忆，舍弃另一些记忆，珍惜个别记忆，分享一部分记忆，却从不分享那些隐秘的记忆呢？母亲去世以前，一直是我们家族的"历史学家"。在她去世后，一系列家族大事也随之而去，如果其中的细节能被分享、复述，并融入家族传统中，我的人生轨迹肯定会和现在有所不同。

　　就在去年，母亲的姐姐安突然寄给我一叠她从我童年时代就保存下来的信件和剪报。她承认自己爱收藏杂物，算是一个"囤积狂"。她终于通过"断舍离"克服了自己的神经症。最近她也被诊断出患有癌症，所以她可能只是借机清理房间。这堆东西大多没什么用，但我很感激她把弃留的权利交给了我。其中，有我们兄妹三人很久以前写的感谢信——如果不是被枪指着，那就是在我母亲的逼迫下写的；还有一些关于母亲的泛黄剪报，比如一篇为纪念我母亲的"简·马歇尔奖学金"而举办的时装秀筹款活动的报道，但上面没有提及学校和目的。我也不知道它有没有筹到钱，有没有人得到预期的资助。

接下来是母亲写给安的几封信，它们还装在保留着邮戳的信封里。我翻看它们，努力辨认母亲糟糕的字迹。在其中一封信中，她"闲聊着"我们这群孩子和她忙碌的生活，接着——没有丝毫转折和停顿——她继续写道，她还要再做 2000 拉德的钴放射治疗，来消除胃后部和主动脉旁不断生长的淋巴结，语句中没有流露出任何悲伤的情绪，也不打算乞求对方的同情。她坦言，最初的 3000 拉德放疗没有奏效。只是简短地感叹了一下自己难以根除的滤泡性淋巴瘤，然后又讲起了她在列克星敦生活的新鲜事，仿佛她刚才说的那些话和我夏天是否参加夏令营没什么区别。

如今，医院已经不再使用钴放射线进行癌症治疗了，因为它太不精确，而且毒性很大。用它来辐照腹部会导致极度的恶心和疲劳，会引起胃溃疡和腹泻，甚至降低血细胞计数。当时还没有很好的抗恶心药物，也没有什么支持性护理，患者只能病着，病情进一步加重，很痛苦，没有食欲，日渐虚弱。太可怕了。

她病重时的模样永久地烙印在了我的脑海中——骨瘦如柴，头发稀疏。有一天，我们发现她蜷缩成一团，躺在卧室的角落，身下流了很多血，现在回想起来，我猜她应该是阴道出血了。我不记得自己是否曾经帮助过她，更不记得她有没有叫我帮过她。当然，我一直在她身边。我记得放学后我去过放射科。我很确定，我没有照顾好自己，总和戴维吵架，没有去看望她，甚至没有坐在她身边握着她的手。我过着自己的生活，似乎这就是周围人对我的期望。我们要向前看，不要纠结于癌症。我们不去想死亡的事，我也不记得我们是否讨论过她可能会去世。

安的那堆信中的下一封是机打的，还经过仔细地编辑，包括一些手写的补充。安在这封特别的信的外面贴了一张黄色便条，否认我母亲提到的"争吵"一事——顺便一说，这封信是母亲去世前几个月写的。信的内容是典型的家庭争执后的和解。显然，母亲一直在为她们之间发生的事耿耿于怀，并因此失眠了两个晚上。

从字里行间就能看出两人的性格，我想安肯定惹恼了我的母亲，说她的家有多么"不干净"，作为女主人是多么"不称职"。我猜，母亲对此忍无可忍，她肯定气炸了。信中还提到母亲不想接安的电话，当她接起时，明显对安十分冷淡且不耐烦，说她很累，她有很多事要做，包括在委员会任职，帮助我们教会聘请新的传道士。她说，她和父亲刚刚开车去北卡罗来纳州拜访过传道士回来，她喜欢北卡三角区，包括达勒姆——将来，我会在那里上大学，并且与莉莎相遇。显然，她想要倾诉许多关于家庭关系的心里话，但说完这些之后，她继续说，她很期待几个月后的一些活动。

我总是给莉莎和埃玛大声朗读这封信，她们听得很投入，大多数时候我都在笑，笑这一切的平常，笑我对母亲的生活和我的过去有了难得的新认识。但是，当我读到"将来的夏天"这一部分时，我哽咽了。我意识到，那时她已经去世了——事实上，她几乎没有将来了。据我所知，这可能是她留下的最后的文字。

她怎么可能不知道自己活不过 3 个月呢？为什么她要把精力花在

为教会寻找新的传道士上，而不是用来陪我们？为什么她要耗费日益衰竭的精力和时间给安写这封信，而不是写给我？也许她写过，信在某个盒子里，但是在这些年的搬家中被弄丢了；也许她想写，但又觉得无从写起；也许，同我谈论死亡和生命的终结会挫伤她向前迈进和保持希望的勇气；也许她对上帝的使命感比对我们更加强烈，她知道我们迟早会好起来。我永远也不会知道，除非有一天我能和她在一起，这也是我最渴望的。

时至今日，我仍感到空虚，母亲去世后，我失去了无可挽回的一部分自己。没有道别，没有最后的嘱咐：要听话，不要欺负你妹妹，好好学习，按时去教堂。没有如释重负，只是倏地一下，她就走了。虽然我经常"感觉到"母亲在我身边，在不经意间感知到她的存在，但是我却"听不见"她的声音。在教堂里，我留神倾听她的声音，希望能听到低声的教诲，听到她说她为我感到自豪；在新教白面包和葡萄汁的圣餐仪式上，我总是对她说话，却从未得到任何回应。也许上帝并不存在，也许本就没有天堂。

然而，我似乎总能看到那些已逝患者的身影，听见他们的声音。他们无处不在，提醒着我的失败，与我交谈，给我建议。我常在商场和机场的一些人身上看见了他们的脸，但是，我从来没有见到过母亲的脸。也许我可以用一点心理疗法——说不定需要更多一些。她一定在关注着我，要不然我该怎么解释我在生活中遇到的所有好事呢？尽管如此，我还是没有听到她的声音。虽然大家都明白这一天会来，但母亲的突然离去仍然令人痛苦。如果可以，我不希望其他孩子也活在这样的空虚之中，面对那些没有答案的问题。我将这种空虚感转化为工作中一种可谓疯狂的、会让自己陷入不良情绪的行动。

在我注册成为肿瘤医生的时候，我以为我面对的患者大都上了年纪，子女已经长大成人。但是不知为什么，患胃肠道癌，尤其是结肠癌的年轻人正在莫名其妙地急剧增加。现在我的患者中，有相当多的人年龄在 20 到 40 岁之间，他们大多为人父母，孩子尚未成年。我既喜欢又害怕照顾这些患者。他们有许多不同于老年群体的特殊问题，比如，为了挣钱或是为了保持理智和希望，他们别无选择，只能继续工作。他们必须抚养子女，维持家计。虽然每个人都想活得久一些，但年轻患者真的很渴望多活一天是一天。哪怕多活一分钟，他们也在所不惜；每多活一天，他们就多了一次见证孩子成长、变化和成熟的机会。他们的生存目标全都是围绕孩子设定的：孩子大学毕业、高中毕业，有时甚至是幼儿园毕业。

在失去母亲经历的驱使下，我会和患者及其子女共赴情绪的火坑。我经常询问患者孩子们的情况：他们对诊断和预后了解多少？他们怎么样？有没有什么不正常的行为？他们在学校的表现如何？然而患癌的父母有太多事情需要处理，他们往往"无暇顾及"孩子的感受。

我认识一对夫妇，其中一方患上转移性癌症好几年，却一直对十几岁的孩子守口如瓶。没错，就是什么都没说，装作根本没有患癌的样子。我一直催促他们尽快告诉孩子们实情，但他们担心这样做只会让事情变得更糟。比起父母，我更担心那些孩子，孩子们会因为这个秘密彻底改变，相信我，我懂。老实说，我希望那些孩子已经知道真相，只是假装配合父母。但是，根据我自己孩子的反应以及过去我身为孩子的经验，我觉得他们确实并不清楚实情。

我总是和患者分享我和母亲以及她患癌的故事，鼓励父母让孩子参与癌症的治疗过程，并建议他们带着孩子来见我，让他们看看治病的地方，欢迎他们向我们提问。如果患者即将不久于人世，我往往会更进一步，冒险在情绪的火坑上走钢丝。我会主动提出与他们的孩子见面，讨论当前的现状和预期的结果，这样做是为了减轻父母的负担，并对孩子们已知的情况进行补充，也许我还能减少他们因为胡思乱想而产生的恐惧感。有时，这些孩子了解最新的进展，但有时直到与我会面，他们才第一次有机会和他人谈论父母的病情。

没错，这样的会面起初是我提出来的，但是当父母接受了我的提议时，我反而有些畏惧。面对一脸严肃、浑身不自在、愁眉不展的孩子，他们明知道发生了什么，却又希望你能告诉他们不一样的结果，这着实让我付出了不小的代价。如果我的方式得当，这次会面就能减轻大家的痛苦，解答各方的疑惑，甚至增进相互的理解；如果我处理不好，那么势必会引发焦虑，破坏家庭氛围，伤害亲情关系。此时此刻，孩子们并不想来到这里，他们宁可待在其他任何地方。有时他们能听进去我的一些话，但大多数时候，他们想的都是糟糕的现实。

我告诉他们，父母非常爱他们，为了能多活一天，他们已经竭尽全力让自己好起来；我告诉他们，父母非常辛苦，需要休息；我告诉他们，我在他们这个年纪的时候，也有过相似的经历："13 岁那年，我妈妈就因为癌症去世了，所以我能理解。"听到这里，他们会抬起头，将视线从鞋子或者手机上移开，直视我的眼睛，判断我的诚意和故事的真实性。我敢说，他们从我的脸上得到了答案。通常，僵局会就此打破。其中一个孩子问了关于癌症的问题，也许是想弄清楚在网上查到的一些东西；另一个孩子问到治疗方法，还有更多关于疼痛的问题。为什么妈妈总是这么疲惫？可以告诉我她还能活多久吗？我尽力而为，诚恳而温和地做着解答。我愿意回答他们现在乃至今后的任何问题。我用肿瘤医生式的哀伤眼神看着他们，与他们沟通，然后离去。

　　走出房间时，我垂下双肩，低着头，长舒一口气。一旦我消失在他们的视线之外，就会将目光投向天空，祈求上帝保佑这个家庭，尤其是现在，我祈求上帝也保佑我。然后，我目视前方，迈步向前。

第 24 章　快乐的五月

　　2007 年 5 月，我们经历了这一年乃至这辈子的许多重要活动及事件：钢琴和小提琴独奏会，季后赛棒球和垒球比赛，教会的青年主日，学年结束以及随之而来的安排（考试、教师礼物）和庆祝活动（年终聚会、团队聚会），查利即将从他念了 9 年的学校毕业。对我而言——其实是对我们所有人来说——6 个月的漫长化疗终于结束了。好消息是，自从我的血小板和中性粒细胞计数出现骤降以来，多亏了刘医生的娴熟应对，我对化疗的耐受性很好，血小板和中性粒细胞计数已经恢复正常，并且稳定在健康的水平。这意味着我可以按照原计划接受最后两轮的紫杉醇联合顺铂治疗。我甚至重新长出了头发。

　　在化疗即将接近尾声时，我开始准备接下来的放疗，并着手寻找做放疗的机构。乔治城大学的放射治疗科非常好，但是，在距离我长大的地方——弗吉尼亚州亚历山德里亚（我的父母仍然住在那里）——大约 7 个街区的癌症中心，有一位备受尊敬、经验丰富的放射肿瘤学专家。当时，乳腺癌的放疗一般需要 35 个疗程，每个工作日做一次，总共持续 7 个星期。因此，放疗会成为日常的事务。（不知道有没有人研究过放射科周末休息对癌症治疗效果的影响。）

在做最后一轮紫杉醇联合顺铂的化疗的那一周，我去见了简·格雷森（Jane Grayson）医生，和她讨论了我的放疗计划。突然间，我好像成了另外一个患者。与肿瘤内科相比，放射肿瘤学是一门更加精确的学科。在肿瘤内科，每次化疗都不大一样：你的化验结果可能不同，副作用也许已经改变，这些都会影响你实际接受的化疗剂量。只有医生审核过化验结果，确保患者的身体状况可以接受输液并批准用药之后，患者才能开始化疗。化疗药物具有相当强的毒性和危险性，必须非常小心地进行混合，而且混合后需要立即给药，因此患者不得不坐在跟前等候。如果当天输液的人很多，整个过程就非常漫长，等待的时间也很久，从化验结束到开始化疗可能需要等待几个小时。

相比之下，放射肿瘤科不需要抽血、化验和审查结果，也不需要混合化疗药物、输注抗恶心药什么的来减轻副作用。他们会接你过去，让你换上病号服，把你带进放射室，实施放疗，然后送你回家，第二天也是同样的流程。

格雷森医生仔细检查了我的右胸，并解释说我将接受 35 次放疗，每次放疗大约需要 15 分钟，其中最后 6 次需要对疤痕部位"增强"放疗，我猜这是为了降低我的复发概率。

接着是注意事项：放疗过后，我的皮肤像被严重晒伤一样，发红、疼痛、脱皮。她给我推荐了一种叫作"金盏花"的药膏，是由金盏花制成的，在法国被广泛使用，但是 FDA 尚未批准它专门用于放疗患者。事实证明，它能够减轻放疗对皮肤的影响，而且很容易在保健品商店和网上买到。它的缺点是含有凡士林，由于我每天需要多次大量地将它涂抹在右胸和右臂下方，因此衣服会被弄得很脏。格雷森医生建议我买几件便宜的宽松 T 恤，在做放疗的 7 周和之后皮肤恢复的一段时间里穿。

　　宽松 T 恤不是我惯常的穿衣风格，这让我有些为难。不过，我已经熬过了 6 个月的化疗和将近 4 个月的秃头、秃眉毛和秃睫毛，所以7 周的油腻皮肤和邋遢 T 恤对我来说根本算不了什么。我也不能让放疗的部位暴露在阳光下，尽管当时我本计划在这个夏天把它晒得黝黑。

　　放疗带来的一个主要副作用就是疲劳，它会随着时间的推移而加剧，并且持续好几周。放疗造成的长期影响包括骨髓抑制——因为辐射会照进肋骨和皮肤表面——和诱发癌症，比如肉瘤。这些风险都很小，但是叠加化疗可能带来的长期作用，不免让人开始怀疑，即使乳腺癌没有复发，自己还能活多久。格雷森医生告诉我，幸好我是右侧乳房患癌，因此放疗不会对我的心脏造成影响。对于左侧乳房患癌的女性来说，情况会变得更加复杂，因为放疗时心脏会不可避免地受到辐射。她说，奇怪的是，左乳房患癌的概率比右乳房高出 5%~10%。看来，在这场百分比的战斗中，我终于站"对"了。

　　放疗会增加患淋巴水肿的风险，尤其是我的右臂下方（那里的淋巴结已被切除）也需要接受辐照。她说，她想让我见 ·下她们那里的淋巴水肿专家（尽管我在乔治城大学完成了整个治疗方案），确保我知晓全部的情况。她还为我订购了一个可爱的"臂铠"—— 一种可以在飞机上和我的压缩袖套一起戴的无指手套。

　　最酷的消息是我要有文身了！放射科医生在设置辐照范围时，会在我的右前胸文上几个小点，来划定准确的放射区域，这样一来，每次进行放疗操作的医生就能精准地引导射线束，只照射必要的区域，不会偏离一毫米。不过，放疗会带来一个不那么酷的副作用——它会让乳房重建变得更加复杂。我还没有和任何人讨论过乳房重建。在前几个月我考虑过这个问题，但是没有认真细想，毕竟那会儿我被化疗折磨得自顾不暇，而且深知在很长一段时间里，重建只是痴心妄想。格雷森医生建议我找专门从事乳房重建的整形外科医生谈谈，好让他（她）在放疗副作用出现前掌握一些基本情况。

乔治城大学有一位乳房整形外科医生叫斯科特·斯皮尔（Scott Spear），他以处理疑难杂症而出名，于是我预约了和他见面。据说，他对待患者的态度很差，有点不好相处，但是他的专业技术备受推崇。如果我打算重建，那么我希望得到最好的结果，毕竟若我对术后乳房的外观不满意，那么手术和恢复就失去了意义。

和格雷森医生见面一周后——在放疗开始之前——我和约翰见到了斯皮尔医生，在我看来，他为人非常亲切，办公室里的员工也都非常贴心，善解人意。斯皮尔医生沮丧地承认，他经常把人弄哭，所以他深知自己的名声不大好。然而，他说这些话时的语气是那么温柔和懊恼，反倒让人觉得他更可爱了。从事非整形目的的乳房重建的医生必须真正关心那些接受过乳腺癌治疗的女性，让她们感觉更好，而不仅仅陶醉在自我满足中。我很喜欢他，也愿意将我的治疗托付给他。

我习惯了穿着病号服让人查看我的胸部，但这次比我惯常的情况要暴露一些。斯皮尔医生让我脱掉病号服，仔细打量我的胸部。接着，他摸了摸我的右前胸和腋下，看了看皮肤的状态，思考有多少部分需要处理。他说，最好是选择"背阔肌肌皮瓣重建"（缩写为 Lat Flap）手术，即医生从乳房被切除那一侧的背部取下一块带血管的肌肉和皮肤，将它移到乳房缺失的部位，取代已有的皮肤，为乳房的新生提供"重量"。我对这个手术犹豫不决，因为我是个运动爱好者，尤其喜欢高尔夫球和网球，还是个顽固的右撇子。我能在网球比赛中利用刁钻的正手斜线球打败约翰，还能在高尔夫发球区击出比他更远的球，我不想削弱这方面的能力。而且这个手术意味着要在我的身体上切开两处，再进行缝合，这样不仅增加了感染风险，还使伤口的愈合更加麻烦。

显然，我也没有足够的腹部脂肪，无法用腹部组织（TRAM 皮瓣[①]）替代乳房组织，这是最受欢迎的乳房重建方式，毕竟它顺便还可以让人减减小肚子！我对这个手术也不感兴趣，因为它要抽取肌肉，而我一点也不想失去腹部的肌肉。我剩下的选择就只有植入假体。斯皮尔医生告诫我说，对于接受过放疗的女性来说，这种手术很难做，因为她们的皮肤都不太健康，重建会增加感染或愈合不良的概率；而且，手术往往需要分两次进行，先是植入组织扩张器，让它在几个月里慢慢"膨胀"来扩张皮肤，再用永久性的凝胶或硅胶填充植入物取代扩张器。他说，他会想办法只做一次手术，尽量避免受辐照的皮肤反复愈合，但即便如此，成功的概率也只有 75%。他能感觉到我不愿意在身体其他部位动刀，并表示他会在 9 月放疗结束后评估各种方案。

通常，斯皮尔医生会在手术的各个阶段给患者的乳房拍照，以备研究之用。他手下有一位专业摄影师，专门负责在办公区一处漂亮的小照相室里拍摄照片。这个过程听起来再正常不过，可轮到自己时我还是觉得有些别扭。我不得不脱掉病号服，直立站好，让摄影师拍下我正面和侧面的照片，以便记录乳房的全貌。虽然我算不上是个特别

---

① 横行腹直肌肌皮瓣（Transverse Rectus Abdominis Musculocutaneous），一种将腹部肌肉和皮肤脂肪一起转移到胸部进行乳房重建的方式。——译注。

保守的人，但也不喜欢裸露自己，因此感觉很不自在。如今我只剩下一个乳房，这样毫无遮蔽地暴露在别人面前让我比以往更难为情。这个摄影师是我整个治疗过程中遇到的唯一对我粗暴的人。不过她工作效率很高，很快就把我打发走了。

和斯皮尔医生见面那天是我结束最后一轮化疗的第二天。没有什么盛大的庆祝活动，但我收获了很多微笑和祝福，还有一些伤感。化疗和怀孕有点像，都需要经常去看医生：你熟悉了那里的员工，他们也都认识你，你们渐渐互相了解，你开始觉得和大家成了朋友。然后，它就结束了。我感到很失落。我很喜欢刘医生和梅赛德丝，以及隆巴尔迪癌症中心的门诊和输液室的所有人。我们曾经畅谈各自的生活和对各种话题的看法，包括运动团队、政治，还有最喜欢的度假胜地。我们一起度过了圣诞节、新年、马丁·路德·金日、情人节、总统日、春假、我的生日、他们的生日、复活节、逾越节、母亲节，甚至是阵亡将士纪念日（我最后一轮化疗的前一天）。经历过这些，你会忍不住感觉自己已经非常了解他们，很难就此道别。不过，这不是永别，因为我又报名参加了一项临床试验，这减轻了我的悲伤和怀念。而且，我们之间存在一个心照不宣的认知：如果癌症复发，我还会回来。

至于健康状况，我的血液指标水平有所回升，但我变得更加疲劳，而且我的手指和脚趾不出意料地开始出现刺痛感，这是紫杉醇和铂类药物的副作用。不过情况并不严重，我还能保持正常的势头继续坚持。

在化疗快结束的时候，刘医生向我提出了另一个需要服用双磷酸盐类药物的临床试验。这是许多更年期女性服用的药物，用于防止骨密度下降，治疗骨质疏松，以期预防将来"老妇人的诅咒"——髋骨骨折。有迹象表明，这类药物对原发性骨癌患者骨骼具有保护作用。

目前，静脉注射的双膦酸盐唑来膦酸（Zometa）已经应用于前列腺癌或乳腺癌骨转移患者。刘医生提醒我，尽管我做完了全部化疗，但他们依然无法确定我右侧乳房的癌细胞有没有通过血液转移到身体的其他部位，而这项试验的目的就是让骨骼的环境变得不适宜癌细胞生存。这次研究共有 3 个试验组，其中两组需要在 3 年内每天服用双膦酸盐药片；另一组要求在前 6 个月里每 4 周接受一次静脉注射，之后每 3 个月注射一次，持续 30 个月。

　　这项试验有一个令我非常担心的潜在副作用：下颌骨坏死。有些人在服用这类药后，下颌骨不能通过牙科手术正常愈合，而是出现坏死。因此，研究要求我必须先做牙科检查才能参加试验。下颌骨坏死听起来很可怕，考虑到我的口腔已经出现问题，我很害怕新添的药物会加剧这方面的痛楚。但是，正如许多患者告诉你的那样，停止癌症治疗的想法更可怕。我不想停止输注抗癌药，因为那感觉像是主动投降，任由癌细胞找到立足点，发展壮大。于是，我报名参加了试验，并打算在接下来 3 年多的时间里"有所作为"，而不是"无所事事"。

　　我被"随机"分到了静脉注射的试验组。我有自己的静脉输液港，因此得以轻装上阵。反正每个月我都要去输液室冲洗一次输液港，所以这不会给我的生活带来多大改变。我想一直保留输液港，直到确信自己彻底摆脱了癌症的纠缠，毕竟万一真的复发，我可不想再做一回植入手术。

　　输液港对我来说成了护身符一般的存在。只要有它在，我就做好了最坏的打算，好像随身带着雨伞就不害怕下雨一样。我还有一些别的护身符和幸运物，它们似乎也帮助我顺利挺过了化疗的日子。我没有住过一次医院，甚至没有去过急诊室——尽管我的免疫系统濒临衰竭，我努力坚持维系正常的生活，但我没有出现发热和感染。这份好运显然来自约翰的一位同事送给我的串珠，我在治疗期间每天都戴着它；另一位同事托约翰带给我一幅无名圣人的画像，我把它挂在梳妆台的镜子上，直到今天还在；还有一只黑猫，每天早上我遛狗时，它都会从我身边经过，而化疗结束之后，我就再也没有见过它。

2007年5月，查利从亚历山德里亚走读学校毕业。我的公婆也进城参加了这一盛大活动，我们还计划了一场庆祝晚餐。毕业前几天，校长告诉我，董事会主席因故不能出席毕业典礼，按照惯例，主席要向八年级的毕业生颁发毕业证书。他认为，既然我儿子也是毕业班的学生，如果我能作为董事会成员代行其职，就再好不过了。我受宠若惊，很快就答应下来。随即我向家人提出了一个大胆的想法：我可不可以不戴假发出席典礼？大部分时候，我的脑袋都是光秃秃的，上面长着一些婴儿般的光滑软毛，不过，查利班上的同学和学校的教职工都知道我的假发下面没有头发，戴着假发反而感觉不再像我了。同时我也意识到，不戴假发就等于向众人宣告，在过去的一学年里我们经历了什么。不过这次活动的主角并不是我，我不想博得关注或者同情，也不想在为查利庆祝的日子里让他难堪。然而，他温柔大度地表示，他对我的"脱帽"没有意见。

当我站在台上，和那些我认识多年的年轻人握手时，我感觉自己很美，几乎又做回了自己。只是，我真的熬过了最糟的时期吗？我痊愈了吗？

第 25 章 放 疗

没有人说过放疗前的定位会有多么痛苦，以至那成为我整个癌症治疗期间最不堪回首的经历。2007 年 6 月 4 日，我来到肿瘤放疗科，换好衣服后，一名技术人员把我带进放疗室，让我坐在金属治疗台上，周围是一台大型放射治疗机的几只巨大"手臂"。这些"手臂"从你头后方的机器核心伸展出来，可以向下和向内转动，最终与核心形成 90°，而"手臂"的末端会直接朝向你的身体。接着，4 条"手臂"会绕着治疗台旋转，以便根据需要对齐。这样做是为了确保辐射只照在预定的目标，而不会照射身体的其他部位。这就需要反复模拟辐射光束照射身体的位置，并拍摄 X 光片，以便让放疗师了解他（她）是否调整到位。之后，放射肿瘤医生会审查这些数据。如果数据不够准确，就需要重新调整机器，改变光束照射放疗区域的方式，然后再次模拟、拍 X 光片和审查。

对于患者来说，每一次调整都意味着你必须在大约一个小时的时间里，保持一种既尴尬又不舒服的姿势，一动不动地躺在没有任何衬垫的坚硬金属台上。（那些可爱又温暖的毯子在这里只是遥远的回忆。）肿瘤放疗室的天花板上挂着几块画板，上面画着云朵鲜花这类田园风光，试图分散我对极度不适的注意力——想法很美好，但对我来说毫无意义。治疗师和技术人员不断安抚我的情绪，然而在一个小时里维持同一个姿势真的很痛苦。

我不知道其他人对放疗的感觉如何，但第一次放疗定位就把我弄哭了，而且保持一动不动的姿势去哭是很困难的，最后仰面躺在那里，腰部以上没有遮挡，右手举过头顶长达 60 多分钟。我双腿抽筋，皮肤刺挠，脚趾发痒。我想要尖叫，想要抖腿，想要起身拍拍屁股走人，但我还是忍住了痛苦和不适，任由泪水顺着脸颊流淌。后来，格雷森医生看到我在哭，便为花了这么长时间向我道歉。她解释说，这是为了尽可能做好放疗前的准备，对此我当然心知肚明。

当有人告诉我放疗定位已经结束时，我感到前所未有的轻松。虽然接下来还要文身，但他们已经提前做好了标记，至少我可以先活动一下。我充分利用了这一许可，把胳膊放回身体两旁，伸展双腿，从左边滚到右边，揉揉脖子，挠挠鼻子，擦掉脸颊上的泪水。

一个身穿手术服的年轻女子拿着一根针和少量蓝色墨水走了进来。她用针头蘸取墨水，分别在我右前胸的左上角、左下角以及右臂下方靠近背部的两处皮肤文上标记。这 4 个点将帮助治疗师每天安排放射线束的位置，以便每次放疗的区域完全相同。直到今天，我仍然会有意显露这些文身，当我穿低胸装时，胸前上部的那一处文身就会露出来。它看似只是我胸口一个随意的蓝点，但却是对那段艰辛日子永久的纪念。

挺过痛苦不堪的定位后，我后续的放疗显得异常轻松——快速且精准。尽管如此，担忧还是悄然而至。多年来，我一直抵制不必要的X线检查，因为我在各类书籍杂志上读到，每一点辐射都会对人体造成伤害。在接下来 6 周的时间里，我的皮肤和内脏将遭到高剂量辐射的轰炸，更不用说过去一年中我做了那么多次 CT 检查、乳腺 X 线和核磁共振检查。即使有格雷森医生的神奇药膏，我的皮肤又能恢复得多好呢？随着放疗的进行，我打消了渴望穿得漂亮些的念头，我关心的只剩下不停地涂抹金盏花药膏。我明白，我无法通过移植别处的皮肤和肌肉来重建右乳，我唯一的机会就是植入假体，而这取决于我右前胸残留的皮肤能否保持良好的状态来撑过更多的手术，并在术后正常愈合。

放疗大约两周后，我发现右前胸的疤痕中间有一个奇怪的红色凸起。这是癌症局部复发还是别的什么？我变得疑神疑鬼了么？也许我已经是了。我让约翰来看，他也不知道那是什么，但他觉得不是癌，毕竟我的胸口每天都要接受大量的辐照。格雷森医生看过之后建议我让威利医生也看看。一回到家，我就焦急地给威利医生的办公室打电话，然后赶往乔治城。

威利医生的执业护士仔细检查了凸起和周围区域。她不像威利医生那样善于保持乐观的情绪，但她认为这可能是所谓的"缝线肉芽肿"，是原来的内缝线受了辐射的刺激而形成的。然后，她带我去做超声波检查。我又回到了最喜欢的房间：当初我就是在这里做的活检并最终确诊乳腺癌。放射科医生用超声波机快速检查了一下，他也觉得这看起来像缝线肉芽肿，于是我又去找执业护士，让她给我开一些抗生素，以免它出现感染。

到头来，这的确是一个缝线肉芽肿，威利医生提议将它切除。但问题是，在伤口愈合期间，我必须停止放疗，而我们都担心这样做的后果。我们全家想在我结束放疗的两周后开始一年一度的外出旅行。

我知道，做完放疗没多久就暴露在阳光之下确实有点操之过急。但也正是因为有着对这一家庭传统的期盼，我才能在放疗中坚持下来，我无法忍受自己错过任何一个假期，也不想害别人错过。我绝不能扰乱了大家的计划。

癌症随访可不会等人，也不管你是不是在做放疗，因此各种治疗和定期复查是同时进行的。乘着癌症治疗的"急行列车"，我在 7 月 16 日刚做完常规 CT 复查，7 月 23 日就开始了新的骨药物试验。CT 结果显示没有任何变化，我真是谢天谢地。

7 月 23 日，我回到乔治城的输液室，准备接受第一次唑来膦酸输液。由于输液的时间不长，我便在放着几把输液椅的房间里进行输液。我很高兴身处一个适合社交的环境中。我们这些人坐在输液椅上，距离很近，方便畅谈彼此的故事，比如各自的抗癌经历。患者是一个复杂的群体，有人身兼数职，手里拿着好几部手机；也有人辗转多趟公交车才来到这里，还要想办法顾及日常家务；有的患者身边有看护人的陪伴，有的则是独自一人。有时你甚至可以看出，有的人无论在输液室还是回到家，都是孤身一人。

梅塞德丝走进来，将我的静脉输液港连好，给我注射了一剂泰诺（当时我应该多留心一下），然后为我挂上了唑来膦酸输液袋。15 分钟后，我的任务完成了，输液的过程很顺利，我开开心心地回家了。

第二天醒来，我发觉自己得了流感，浑身发抖，感觉很不舒服，头疼，骨头也疼。我几乎无法下床，但还得去做放疗。幸好查利和埃玛外出露营，我至少不用为他俩操心。可是我开不了车，只好给父母打电话，问他们能不能来个人接我去做放疗，然后等我结束后再送我回家，母亲欣然同意了。

我慢慢穿好衣服，拖着疲惫的身子上了她的车，感觉自己就像一块瘫软的抹布。她似乎对我的状况感到非常不安。我可怜巴巴地坐在候诊室里，直到被叫过去换衣服。不知为什么，那天等了好久才轮到我上放射治疗台。我坐在更衣室里，控制不住地哆嗦着，想要缩成一团，把自己塞进那张不舒服的金属椅子里。技术人员问我怎么回事，是否还好，我告诉她我没事，只是昨天第一次输了唑来膦酸，感觉不太好。她立即给我拿来一条毯子，让我在等待时盖着。在放疗的过程中，我必须极力克制才能让自己不发抖，而我竟然做到了。其实，我早就知道可能出现这种情况，医生警告过我，我的一切不良反应多半都是副作用在作祟。原本在输注唑来膦酸时服用泰诺是为了减轻一些症状，结果并没有起作用。

当天晚些时候，刘医生打电话来询问情况。她说，第一次输注出现这种反应并不罕见，等到下一次我应该就不会这么难受了。她建议我今后在每次输注的前一天、当天和第二天服用布洛芬，并在输液时再服用一次对乙酰氨基酚。我立即吃了一些布洛芬，效果妙不可言！再也没有出现问题——至少不是这个问题。

大约一周后，在格雷森医生及其团队的欢送下，我完成了放射治疗，至此，我的癌症治疗全部结束了！这确实是一个既重大又让人惧怕的里程碑。今后会怎样呢？我感到茫然无措。8 个月前，我确诊患上癌症，我们全家的生活发生了巨大变化；8 个月来，我的身体遭受了各种各样的折磨，看了无数次医生，做了无数次检查。现在，我只能靠自己，这下我反倒不知道该怎么办了。我为自己完成了针对侵袭性极强的乳腺癌的治疗感到骄傲和欣慰，但同时也有些失落和孤独。我已经习惯了活在持续的医疗监护下，尽管我还没有彻底摆脱困境，但也没有对此采取任何行动。我不想让约翰再为我操心，我觉得我这辈子的运气都用光了，我必须想办法好好活下去，而且必须靠自己去实现。

第六部分

医生是最糟糕的患者

面向医学生的演讲
华盛顿特区
乔治城大学医院
2016 年 1 月

好的，你在介绍这个病例时讲得很好，不过我想讨论一些常规课程之外的问题。刚才你提到这位患者是个退休医生，对吗？感觉怎么样？作为医学生，你觉得给一名经验丰富的医生看病有压力吗？

医生是最糟糕的患者，这是公认的事实。我们对病情有自己的想法，我们期望得到比不懂医学的"外行人"更快、更好的治疗。对，就像拥有王室成员的特权那样。医生会更改用药的剂量，会忘记服药，自以为不需要遵从医嘱。医嘱是给普通人准备的，而医生不是普通人。

我们罪该万死。我经常以"我是医生"为借口来谋求特殊的待遇。有时，当我感觉自己没那么招人烦的时候（或者更招人烦？），我会说上几句高端的医学术语，故意暴露自己相关从业者的身份。我用这种不怎么含蓄的方式敬告他们："王室成员"在此！

但这也有不好的一面，即使在从业 30 多年的今天，当我需要给其他医生看病时，我仍然有些害怕，怕他们能听懂我们的行话和暗语，也怕我有遗漏或者忘记提到他们已知的情况。会猜测他们是在试探我、看我了解多少？还是真心向我请教、让我帮助他们？想必大家已经知道，我负责培训医生，而且还会评判各位的表现。当我自己去看病时，

237

我会不由自主地对眼前的"白大褂"审视一番。如果我的病情不太严重，我就会实施一次"卧底"行动，假装自己是个普通人。我尤其喜欢在有住院医师、专科培训医师或者最好是你们这样的医学生在场的时候这么做，在咱们这样的教学医院，这其实是惯例了。这是一个让我以患者的角度来审视医院的绝佳机会——也是扮演"卧底老板"的机会。

　　我所有的医疗需求几乎都是在乔治城解决的。首先，这里对我来说有着难以置信的便利；其次，我喜欢那些与我共事的医生、友好的工作人员以及我的停车位。（这可能是华盛顿最有价值的资产。）我不太在乎自己的隐私。对我来说，让熟人帮我看病的好处远远超出暴露我隐私的风险。大多数住院医师都不认识我，当然也不知道这个穿着病号服、深色袜子、垂着细腿坐在检查台上的人是谁。在他们眼中，我只是华盛顿一个浪费他们时间的中年疑心病患者。

　　你们都知道看病的流程，像侦察兵一样，询问患者病史并进行身体检查。通过短短几句交流，我就能掌握你们接受培训的程度，甚至比你们身上白大褂的长度还准确①。像你们这样的新手还在学习基础知识，而资历较深的住院医师则会表现出毕业生应有的专业素养和学识。别担心，总有一天你们也会和他们一样。收集过我的信息后，他们会走出去和主治医生私下交谈，介绍我的情况，并给出自己的治疗建议。大多数住院医师都非常出色——热情、开朗、有感染力、热心，拥有我们对医生的一切期望。他们知道自己了解什么，更重要的是，他们清楚自己欠缺什么。但是，就和在生活中一样，总有些真正的混蛋，

---

① 在美国，白大褂的长度与培训时间的长短有关。其中，医学生穿的白大褂最短。——译注

不懂得如何与人交谈，如何传递信息，如何让人安心。我相信你们都能列举出一两个这样的住院医师。他们莫名其妙地带着一种不劳而获的优越感。说实话，有些住院医师从来不学习，他们注定会成为混蛋主治医师，将来肯定要乱挥手术刀。我会暗自得意对方没有识破我的身份。他们傲慢地询问我的病史，对我的回答不屑一顾，敷衍地完成体检，惹毛我之后，他们将我的病例拿给主治医生。主治医生随后透露说，我是血液科和肿瘤科的主任——哎呀，被发现了！

如果主治医生和我一样，他（她）就会有一丝不安和不确定感，担心被另一位医生评判，但他们往往会隐藏这种情绪，带着友好的态度和自在的熟悉感走进检查室。我们会闲聊一会儿工作、外面的施工情况以及医生休息室新刷的油漆，接着转入正题。我不想让我的医生感到焦虑，认为自己会被人评头论足；我希望得到他们最好的建议，看到他们的最佳表现。没错，我的确暗搓搓地希望那个傲慢的住院医师无地自容，但这只是为了给他一个教训。我希望他们两人都能对我知无不言。

如果患者是医生，我会区别对待吗？当然会。我会努力为他们提供我经常享受的贵宾级待遇。尽管我也会感到焦虑，但是从很多方面来说，接待医生相对要容易一些。你可以直接跟他们讲医疗术语。医生了解检查和结果的局限性，他们对自己的诊断和治疗有着很深的认识。无论我们说什么，他们都能理解，因此没有必要重复第二遍。（真的很省时间！）能被医生选中负责管理他们的治疗团队是真正意义上的褒奖。当然，他们也许只是图方便和免费停车才来找你看病，不过更有可能的是，他们明明可以挑选这一领域里的任何医生，却偏偏相中了你。

　　说回我们的患者：在对他进行评估的过程中，你们有没有和他床边的妻子聊过？要知道，有时候和看护人交流比和患者交流更重要：她也是医生吗？你们有没有碰到过患者的看护人是医生的情况？

　　我遇见过的一些令人印象深刻的医生看护人。我有一个患者，她的女儿是妇产科医生，每次都是通过电话"出席"她母亲的就诊。在我说话的时候，我能听见她一直不停地点击鼠标，在互联网上验证我说的每句话是否正确；如果她注意到什么我还没有提及的内容，就会立即插上一嘴，语气傲慢地问我为什么打算这样做，然后暗示我肯定遗漏了这个关键点或哪个治疗方法。尽管我自诩有点名气，但还是被问住了。她说，她会找她的同事核实，向他们盘问我所有的说法和做法。当天晚上，她说想找我谈谈，反馈一下情况，看看我在过去5个小时里有没有什么新的长进，以便能帮上她的母亲。我永远也忘不了这个女人，她时刻提醒着我，在寻求治疗的过程中，傲慢和咄咄逼人绝对是不可取的。

　　当然，作为看护人，我们都想保护自己的亲人，这是看护人的关键职责。医生看护人肩负着为亲人提供支持、保护和防御的新使命，他们会利用所在医疗系统的优势。在预约重要检查时，如果下一次可预约的时间是3个月以后，我们就会"神通广大"地拿起电话"走个后门"，预约上第二天的检查。我们会不假思索地走进同事私人的办公室，打断他（她）手头的事务，寻求紧急帮助："很抱歉打扰你，但是我老婆的问题比你现在做的任何事都重要。"

　　虽然医生拥有更便利的渠道，但并不只有医生看护人会这样做。我的许多非医生但关系密切的看护人也会找我牵线搭桥，给尽可能多的医院院长打电话，通知尽可能多的参议员，确保我们都知道谁是"自己人"，华盛顿特区真是一个行医的好地方。

我从来没有为莉莎做过这些，我不记得自己有行使过特权或者兑现过人情，整个团队已经提前为我们打点好了一切。他们将所有事情都提前料理好，给我们打电话，通知我们扫描、化验和术前检查的时间，我们俩除了人到场以外，基本上不需要操任何的心。我们从中获得了解脱，得以集中精力照顾孩子，履行职责，找人倾诉，克服自己的恐惧；我们不用花时间在放射科等待，不用乞求提前安排输液室，也不需要提醒莉莎的护理团队帮她续药。感觉所有的一切都在自发进行。

就算我曾经"吓唬"过刘医生（我也是她的上司）或者莉莎的任何一位医生，他们也绝不会出卖我。我开始疑惑，在此之前是否有人得到过如此出色的护理？今后的患者还能否享受到同样的待遇？每个月都有成千上万的患者走进我们医院的大门，但我知道，他们并没有得到这样的服务。我既为我们的团队骄傲，又为我们"独享资源"而感到难堪。我们的团队分担了我大部分的护理工作，他们不仅减轻了莉莎的负担，也减轻了我的负担。

话说回来，我为什么要跟你们讲这么多私人的事情呢？这和你们来参加这次圆桌会议有什么关系——我知道，除了免费的食物，这次会议也不是一无是处。我之所以告诉你们这些，是因为在我妻子生病的那段时间里，她得到了我认为是每个患者都理应得到的护理服务。我与上帝以及我自己做了约定：如果莉莎能挺过这场疾病，我就会为我们所有患者提供她享受到的护理服务。这听起来很棒，对吧？

现在，你们来告诉我：我的想法可行吗，还是说它只是一个美好的梦？

第 26 章　康　复

　　我是什么时候感觉自己康复了呢？整个过程其实是循序渐进的。你不会在某一天醒来时发现自己的生活已经百分之百回归正轨，或者觉得自己好得不能再好；你只是在拥堵的高速公路上重新驶入了快车道，而且没有时间成天想着它。然而，每隔一段时间，肿瘤机构的随访又会把你拽回现实。

　　8 月中旬，在我们全家度假期间，我的头发已经长出了一些，尽管我的模样看起来明显经历过煎熬，要么是做了化疗，要么是遭遇了中年危机。我们自以为很清楚女人秃头的原因，但其实永远无法完全肯定。身穿夏装时，我能看见左锁骨下方的疤痕和输液港所在的突起；我能看见喉咙左侧的小小伤疤，那里是输液港导管插入静脉的地方；我甚至还能看到（如果我鼓起勇气去摸的话，也可以感觉到）皮肤下面从颈部静脉延伸到锁骨的导管。穿着泳衣或者"V"领衬衫时，我右前胸上方的文身会露出来，不知道的还以为我在诡异的写作事故中用圆珠笔刺伤了自己。

　　最引人注目的是我穿上泳衣后胸部的状态。我花了整整一个春天试图寻找一件能装假体的泳衣，但是没能找到。为了掩盖我的缺陷（至少是最显眼的缺陷），我只好回到诺德斯特龙，让他们给泳衣内侧缝上假体口袋，和我当初买胸罩时他们所做的一样。

当我穿上泳衣时，我平坦的右胸仿佛在高呼着证明自己的存在感。从左侧来看，我的前胸到泳衣领口呈一条柔和的曲线，圆润饱满；然而从右侧看过去，我的前胸从上到下明显都是平的，甚至看起来有点凹。如果我身体前倾，一下子就会被看出我右边少了一个乳房。如果有人从左边无意中看到我的胸部，就会注意到它不太对劲。

不过，我对自己的身体还算比较满意。我穿睡衣（更不用说裸体了）看起来有点奇怪，我也不喜欢自己穿泳衣或者低胸装的样子，但我实在不想再开刀了。自从去年 11 月以来，我一直在接受治疗，我的身体还没有彻底恢复，至少没有像我期望的那样从过去 8 个月的"炮轰"中缓过来。我想过几天、几周、几个月的正常日子，跟上生活和事业的脚步。

去海边是庆祝我治疗结束的最佳选择。我母亲的家族在这片地区生活了近百年，童年时期，我每年夏天和圣诞节都会在这里度过。对我们大家来说，那是一个没有尘世烦恼的地方；即便是有，我们也总能在温暖的海风吹拂下，或在遮阳伞下打瞌睡时，找到问题的答案。今年也不例外，我们打高尔夫球、打网球、游泳、在沙滩上散步，准备家庭大餐，在猜谜和暗号游戏中开怀大笑，拜访当地的表亲和我母亲高中时代的同学，回忆过往的夏天。和往年一样，假期转眼就结束了，但我们已经为即将到来的学年做好了准备，今年我们会迎来一个巨大变化：查利要上寄宿制学校了。

家里头一个孩子上高中是件大事，而他即将离家的事实也让人很不适应。我们对寄宿制学校并不陌生，因为我和约翰都上过寄宿制学校。查利的新学校是弗吉尼亚州亚历山德里亚的圣公会高中，离我们家只有几英里远，离我父母家也不过几个街区，约翰也上过这所高中。8 月底时，查利去上学了，我们家安静了许多。埃玛升上了初中，而我则以相对饱满的精力重返家庭和志愿者的工作，同时还要想办法参加孩子们的每一场体育活动。

2007 年 11 月，在我确诊一周年之际，鉴于治疗已经全部结束，我们决定举办一场聚会，感谢在过去艰难的一年里支持我们的人。我们邀请了所有帮助过我们的人，这场聚会让我们对生活充满乐观和期望。我们深知，我还没有摆脱困境，但我们也明白，这一路走来我们有多么幸运，得到了太多的帮助和关爱，并且相对如常地度过了这一年。无论我今后的健康状况如何，我们都要感谢大家所做的一切，我们要记住，以后的每一天都是上天对我的恩赐——尽管这听起来很老套。

现在，我们应该考虑的是如何让我的身体复原，防止癌症复发。对于确诊Ⅲ期或Ⅳ期癌症的人来说，复发的威胁无处不在，令人提心吊胆。癌细胞会出现在身体的其他部位吗？许多乳腺癌患者自以为已经痊愈，然而多年以后，她们感觉背部或颈部疼痛。她们压根没有往癌上联想，只是做个 CT 检查"确认一下"，结果却发现癌在骨骼里复发了。2007 年初，我刚刚结束阿霉素和环磷酰胺的疗程，开始紫杉醇联合卡铂的化疗时，有消息称，当时正在竞选总统的北卡罗来纳州参议员约翰·爱德华兹（John Edwards）的妻子伊丽莎白·爱德华兹（Elizabeth Edwards）因一根肋骨骨折进行扫描时，却发现她另一根肋骨上存在"可疑之处"①。原来，那是她 2004 年首次确诊的乳腺癌复发了②。现在，她的癌症已经无法治愈，人们开始讨论她那越发渺茫的 5 年生存率③。

因此，我很清楚自己仍然处于危险之中。我参加了唑来膦酸临床试验，尽量预防骨转移。我知道，有些人会因此转而吃素或者戒酒，或者兼而有之；也有的选择修身静心，参加瑜伽课程。所有这些努力各有各的效果，都值得钦佩，但我是个只信数据的人，再加上嫁给了一位癌症科学家，没有任何重要或重复的研究证实这些活动可以预防乳腺癌的复发。不过，刘医生告诉我，有确凿的科学依据表明，定期锻炼和不增重能够有效降低女性乳腺癌的复发率，她建议我尽量保持每周 5 天，每天 30 分钟的适度锻炼。

这比听上去困难多了。没错，我想尽一切努力防止乳腺癌复发，但是每天都有新的需求占用我的时间和注意力，而锻炼总会让我有种内疚的感觉。我不善于为自己做事，而且在刚刚过去的一年里，我感觉一切都在围着我转。我想给予一些回报。在治疗期间，我一直坚持某些形式的锻炼，比如戴着遮住秃头的可爱运动帽去健身房——我只戴过一次，然后就把它扔掉了；我们家还有一只小狗，而我成了家里的专职遛狗人，每天我都要出门好几趟。我知道运动有益身心健康，但是在治疗期间我很难坚持下去。癌症治疗非常耗时，而且由于化疗副作用的困扰，我有一阵子根本没法锻炼。

---

① "Edwards Says Wife's Cancer Has Returned", New York Times, March 23, 2007.
② "Elizabeth Edwards Enters Second Cancer Fight", abc.news.go.com, March 22, 2007.
③ "Edwards Says Wife's Cancer Has Returned", op. cit.

　　治疗结束后，我决心恢复定期锻炼。我报名参加了健身房的免费训练课程，我知道那只是一种营销噱头，但我想让教练带着我慢慢恢复力量。我希望有人在了解我有患淋巴水肿风险的情况下，帮我的右臂恢复全力或者尽可能接近全力，打破"举东西不超过 5 磅"的限制。我发现，就像他们说的那样，坚持运动有助于将肿胀或遭受创伤部位的液体排出去，活动手臂可以预防淋巴水肿，而刻意不用它或者不让它动反而会阻碍这一效果。

　　幸运的是，我遇到了一位很棒的教练，至今我们仍然在一起锻炼。和所有教练一样，赛义德·巴里（Said Bari）先询问了我的身体状况、目标和过去的健身经历，但他关心的不止这些。他还问了我的手术和淋巴水肿的情况，然后回家仔细研究，以便让我能安全地达成目标。我得以恢复锻炼，而且比治疗前更加强壮健康，多亏了他的悉心指导，我的右臂突破了 5 磅的限制，手臂下的瘢痕组织也有所松解。（顺便说一下，自从我做完淋巴结切除术后，关于接受该手术的女性负重需限制在 5 磅以下的说法就被推翻了[1]。）

　　另一个让我重新恢复定期锻炼的偶然事件就是为"希望互联"筹款。在希望互联还隶属于"健康社区"的时候，我们就加入了他们的"目的地马拉松"筹款项目，我们几位董事会成员也参加了比赛。这种活动的程序想必大家并不陌生：你同意为某个慈善组织筹集最低金额的资金，作为交换，该组织会提供马拉松比赛的训练，并且带你参加活动，为你安排住宿等。

---

[1] "Lymphedema and Exercise", www.breastcancer.org/treatment/lymphedema/exercise, October 9, 2019.

　　尽管我有正当的理由，但依然后悔没能参加一次。我绝对不是一个跑步爱好者，我唯一的跑步经历就是偶尔跑一英里——我每次都妄图借着这一英里走上跑者的道路，但很快就会打退堂鼓。约翰是个相当自律的跑者，我很羡慕那种人。跑步似乎很简单，不需要去什么特别的地方或者准备任何特殊的装备，而且跑步的人看起来总是那么健美。况且，我很喜欢户外活动。2007 年秋天，我的身体开始好转，首席执行官也在不断鼓励我们董事会成员筹集资金，于是我萌生了跑马拉松的念头。

　　下一场筹备中的赛事是加利福尼亚大瑟尔（Big Sur）马拉松，它包含几个较短的路线，其中就有一场 10.6 英里的比赛，正好位于整个赛道的最后一段，沿着太平洋海岸的 1 号国道进行。我知道自己跑不完全程，但 10.6 英里似乎可以通过训练跑下来。不过我不想一个人跑。我觉得，约翰对这种能激励我俩一起跑步的活动会感兴趣。最后，连埃玛也加入了我们，在太平洋沿岸跑步听起来非常过瘾，所以她也想要参加。

　　于是 2008 年 1 月，我们在华盛顿特区的杜邦圆环和教练杰夫·霍罗威茨（Jeff Horowitz）以及团队成员见面。成员们的年龄参差不齐，有的 20 来岁，父母或者其他亲戚患有癌症；有的和我一样 40 多岁，还有的五六十岁，大家多多少少都遭受过癌症的侵袭。11 岁的埃玛成了我们的团宠。每周六上午，我们都会在杰夫制定的华盛顿附近的某条路线上跑步，每个周末的路线都有所不同，长度也在逐渐增加。我们自己每周也会跑上 3~4 次，起初每次 2 英里，到了邻近赛前的几周，我们要跑 6 英里左右。训练非常辛苦——不仅是跑步本身，就连每次到场都很费劲，这需要投入大量的时间，还得有很强的组织纪律性，特别是当时正值隆冬时节。早上 7 点之前天还没亮，下午 5 点过后天就黑了，而我们不得不在这些时间段里训练。我们买了照明灯、反光背心、帽子和手套、轻便的跑步夹克和能量豆（Sports Beans）[1]，以便将长跑坚持下去。每次跑步，埃玛都兴致勃勃地加入我们。我不敢说她毫无怨言，因为每个人都发过牢骚。我们甚至发明了一个游戏，列举自己身上不疼的部位，比如牙齿、指甲、睫毛什么的。

　　我学会了长跑，并切实地获得了一种成就感。不仅如此，我们还筹集到了 2 万多美元。当我们得知，很多人想在我治疗期间为我们做点什么，只是苦于距离遥远或其他情况无法实现时，我们也会感到无比温暖。仅仅因为我们的请求，他们就向华盛顿特区的癌症支援组织慷慨解囊。实际上，2008 年 4 月的训练令人身心俱疲，我们 3 个人都不确定能否坚持下来。露西特地从新泽西飞过来支持我们，我们明白，为了她和所有以我们名义捐款的人，我们必须冲过终点线。我们在衬衫上印了患癌亲友的名字，他们当中有的人还健在，比如我的母亲；有的已经去世，比如约翰的母亲和霍利，他们的经历激励着我们担起这份重任。跑完步的第二天，我们连走路和下楼梯都很费劲，但那是另一回事。从很多方面来说，这是一个神奇的周末，因为比赛的氛围，因为我们达成的目标，还因为我们 4 个月的共同训练，一起参与这次活动的团队，大家是因为癌症而结缘。

　　康复带来的另一个让我吃惊的变化是乳腺癌患者之间某种奇怪的攀比心。所有癌症都可以按照严重程度由轻到重分为"可控""不太危险"和"危及生命"。我的情况更靠近"重"的那头。最近，一个

---

[1]　一种运动软糖，在锻炼期间可以为身体提供能量，补充营养。——译注

朋友发邮件说，她的嫂子刚被诊断出患有三阴性乳腺癌，她想寻求我和约翰的意见（我们几乎每周都会碰到这样的事）。这位朋友"告知"我，只有 10%~20% 的乳腺癌是三阴性的，但是这种类型的癌症具有很强的侵袭性，因此医生建议在手术前先进行化疗。我们俩认识将近 30 年，我真想冲她大喊："我得的就是三阴性乳腺癌！你竟然不知道？你不知道我没复发有多幸运吗？你知道那多可怕吗？"我在回复中不经意间透露了这件事，她回答："我都不知道你得了三阴性乳腺癌。"

我很受伤，因为别人似乎没有意识到我的胜算很小。在我接受治疗的那一年，我儿子回到家说他的一个同学哭了，因为她妈妈得了乳腺癌。后来我才知道她得的是乳腺导管原位癌（简易为 DCIS）。从那时起，医学评估就不再把 DCIS 视为癌症，而是需要"观察等待"的情况。即使在当时我也很想说："那根本算不上乳腺癌，我才是真正面临致命危险的人。"

为什么我会有这样的心理？为什么我非得在癌症的世界里争第一？我明明很清楚，有些人的病情比我严重得多，有些人甚至发生癌细胞转移，有些人已经去世，无论如何我都不可能赢得这场比赛（幸好）。但是，陷入危及生命的困境有时会激发出人们最糟糕的一面：我们需要别人承认和理解我们对生命的掌控是脆弱的。

我发现，我们还会比较各自的治疗方法和护理团队。给你治病的是谁？你做的是什么化疗？我啊，打算去世界一流的乔治城医院，那地方专门治乳腺癌，有优秀的医护人员，我正在参加，啊，让我算算，3 项临床试验。当然，我从来没有说过这样的话。虽然我好胜心强，但我也不想打击别人对治疗的信心。我不喜欢他人质疑我所接受的治疗。我花了好多时间试图解释，为什么我没有像其他人那样选择立即重建乳房。当有人想要争论谁得到的治疗最好时，我尽量不去掺和。我只希望我们的治疗团队清楚自己在做什么，如何治疗我们的癌症。由于每个月都有新的乳腺癌研究登上头条新闻，而每项研究得出的结论都略有不同，因此治疗的确定性非常低。我们的确需要优秀的专业人士帮助我们解读和选择，需要医保系统确保每个癌症患者都能得到这些人的帮助。

第 27 章　是转移还是多疑？

　　每 6 个月我都要去刘医生那里完成定期随访，其中包括做 CT 检查，看看我身体里是否出现了癌细胞或者"可疑的斑点"，也看看我第一次做 CT 检查时发现的肺部结节是否发生了变化。我讨厌这种检查。当然，我很高兴有人监测我的健康状况，但 CT 检查有点太"隆重"了。原本我开开心心地过着日子，把患过癌症或者可能复发的事抛在脑后，然后转眼到了做 CT 检查的那天。检查的前几天，我会非常紧张，幻想自己再次患上癌症，今后的生活发生翻天覆地的变化。检查那天，我又得悄悄来到医院去放射科做检查，在候诊室里缩成一团，埋头做填字游戏，尽量不去理会周围的人。我静静地等待他们喊我的名字，装作若无其事地和技术人员聊天，然后被送到更衣区。

　　我换上医院的病号服，瑟瑟发抖地坐在更衣区等待，面对 CT 检查操作员时，装出一副勇敢开朗的模样，静静地躺在那里，按照指示进行吸气和憋气，任凭机器在我身旁大声呼啸。在刘医生打来电话之前，我尽量不去考虑扫描结果，不去揣测坏消息会不会改变我接下来的生活。然而，不去想这些几乎是不可能的。所幸每次传来的都是好消息，但从某种程度上来说，CT 检查给我带来了心理阴影。得知身体里没有癌细胞令我如释重负，也让我付出了巨大的代价，有时甚至难以承受。每当检查的日子临近，我就会向约翰袒露自己的恐惧，约翰似乎认为这种焦虑算不了什么。也许化疗和癌症比检查更让他害怕，因此他更容易自然、真诚地谈论我的感受，而不是保持沉默。

他说，事实上他发现很多患者在听说癌细胞发生转移时反而会松口气，因为他们一直活在"等待另一只鞋子掉下来"的恐惧中，现在鞋子落地，他们终于可以继续前进了。我能理解他们的感受，因为我也产生了一种诡异的期盼，希望 CT 检查能发现癌细胞，这样我就可以安心地勾掉这个"待办事项"了。话说回来，如果真的发现癌症复发了，谁又不想回到没有癌症的日子呢？可是这种感觉依然不合逻辑地存在着。

在过去一年的治疗中，我和约翰的关系不知不觉发生了变化。虽然在很多方面我们必须并肩战斗，不得不将各自的许多事务融入本就满满当当的生活之中，但我们渐渐找回了方向，重新将彼此视为相爱的伴侣，而不仅仅是团队伙伴。部分原因在于，我们在医生办公室和病房里有了更多独处的时间。这不是我们希望选择的相处方式，但也自有它的好处。此外，我对约翰的工作有了更多的了解，见识到他为了这份工作付出了些什么。癌症每天都在提醒我，能和我爱的同时也爱我的人在一起是多么幸运。

我想，几乎每个癌症患者——无论是患过癌还是正在患癌的人——都能敏锐地察觉到自己身体的任何变化，如同惊弓之鸟。这种能力除了引起恐惧和焦虑外，还会使你不得不去做更多的诊断性检查。2008 年 3 月，我照例接受半年一次的常规 CT 检查，检查胸腹部是否有转移灶。之后，刘医生打电话告诉我，放射科医生在我的卵巢上发现了一个结节，她建议我做阴道超声检查进行确认。由于我相对年轻而且患的是侵袭性乳腺癌，增加了我患卵巢癌的风险，于是几周后我去乔治城的放射科做了阴道超声检查。虽然结果是囊肿消失了，但是在等待的那几周里，我每天都能感觉到确诊卵巢癌的恐惧向我袭来。

化疗结束一年后，有一天我外出跑步，当我停下来等车经过时，我用手指搓了搓左大腿前侧。我惊讶地发现股四头肌上有一个相当明显的肿块。我以前从来没有注意到它，但是开始跑步后，我的腿部肌肉变得发达了，因此搞不好它一直都在，只是现在才被发现而已。我给刘医生打电话，问她该怎么办，并且尴尬地承认我的疑心病越来越重。我问她乳腺癌会不会转移到腿上。她向我保证这种情况极为罕见，但她不会铤而走险地说没有。一朝得癌，终身抗癌。腿部的超声检查结果没有得出结论，于是我又做了核磁共振，结果显示"在较大的可触及异常部位的皮下脂肪内，有两个非常微小、圆形、相邻的信号灶变化"。这也不是最终定论。刘医生建议我可以做个穿刺活检，这也许是目前唯一能给出结果的检查。但她似乎觉得没那个必要，因为她相当确定这个肿块就是我腿部脂肪的轻微异常。我犹豫要不要接受进一步的检查。我知道，如果没有得到更多信息，我是不会罢休的，于是我预约了穿刺活检。这次他们只是将一根普通的针插进肿块，然后用注射器抽取了组织和液体，没有痛苦，也没有真正的侵入。做活检的医生理解我的担忧，也承认肿块有些奇怪，不过除了脂肪细胞外，他们什么也没有发现。是我的疑心病而已，不是癌。

2009 年 2 月，我又一次受到惊吓，当时我把一壶很重的水抬到架子上，结果脖子和左臂出现了异样。我又给刘医生打电话，为自己再次疑神疑鬼表示道歉，但这回真的很疼，我的左臂无法举过肩膀。约翰不在城里，我只能独自面对这一切。那天晚上我去做了核磁共振检查。我向埃玛说明了情况，留她自己在家做作业，在高峰时段开车去乔治城，一路上担心不已。最初确诊的时候，我的脖子就很疼，我记得当时大家都担心那是骨癌。伊丽莎白·爱德华兹的先例以及她发现骨转移的过程（肋骨疼痛和骨折）在我脑海中不断浮现。以前我也有过脖子疼的毛病，但那只是普通的颈椎病，跟乳腺癌没关系，所以这次可能也是同样的问题。

第二天，刘医生打来电话，说我是颈椎间盘突出，没有发现骨转移的迹象，她让我去看看骨科医生。骨科医生让我去做理疗，经过两周的消炎治疗和休息，我终于恢复了正常。椎间盘突出不算是疑心病，所幸它也不是癌。

2009 年秋天，刘医生以试探性的口吻对我说，我的保险公司将不再支付定期 CT 检查的费用，除非我出现癌细胞转移并因此需要检查。她向我保证，如果他们在我有症状以前在 CT 检查中有所发现的话，就不会影响我可能的结果。这让我松了一口气。我并不是天天都想着癌症，只是我能敏锐地感知身体的每一个变化。早点发现癌细胞转移兴许能让我多活一段时间，但并不能避免我死于乳腺癌。没有定期 CT 检查意味着我不需要每 6 个月就被提醒一次我可能出现癌细胞转移。看不到身体里的可疑斑点就表示用不着做各种检查来验证那是什么。但即使不做常规的 CT 检查，我也打算在未来几年继续接受诊断性检查。

那年深秋，受第一次跑步活动的启发，我们决定再跑一次，于是报名参加了新奥尔良狂欢节马拉松赛（Mardi Gras Marathon），这次露西也加入了我们。对我们来说，这是一场半程马拉松赛，是一次雄心的飞跃，但我们相信自己能够做到。2009 年底，我们再次与杰夫和团队一起训练，但在比赛前的一个月，也就是 2010 年初，我左侧大腿出现剧烈疼痛。就连我也觉得那不会是癌转移，但在进入核磁共振仪时，眼前的一幕还是勾起了我恐慌的回忆。检查结束后，放射科医生把我拉进他的办公室，向我说明他的发现。他不清楚那是什么，但他相当确信那不是骨转移。他和骨科医生都认为我的大腿发生了应力性骨折，是由唑来膦酸的异常副作用引起的，因此我不得不退出药物试验。同时，我必须暂停跑步训练，这令我非常失望。约翰、埃玛和露西坚持跑完了新奥尔良半程马拉松，而我只能在一旁为他们助威加油。不过，我对停用唑来膦酸并没有感到太难过。我差不多已经完成了全部疗程，而且我原本就担心患上下颌骨坏死，更不用说这罕见的应力性骨折了。

退出唑来膦酸试验意味着我可以摘除静脉输液港了。结束治疗后的两年半时间里，我一直保留着它，每个月按时冲洗，还用它注射 CT 复查的造影剂。我甚至在一次常规结肠镜检查中用输液港进行静脉注射，从而免去给胳膊扎针。我舍不得摘掉它，但继续留着它也没什么意义。从 2006 年 11 月确诊算起，我刚刚渡过 3 年的大关，即三阴性乳腺癌最有可能复发的时段，因此我感觉看见了希望的曙光，也许再也用不上输液港了。约翰也拐着弯地说我，在大大小小的治疗中都要用输液港，有点大小姐的做派，毕竟每次都得去肿瘤输液室。一般的医疗技术人员和护士只接受过静脉注射的培训，而我为了逃避一些自己不喜欢的琐事，就占用了输液护士的时间和精力，让她们无暇顾及真正患癌的人。

我不情愿地打电话预约了摘除输液港的时间。手术仍然会在轻度麻醉下进行，大约需要半天。摘除的过程平淡无奇，我的输液港不见了，只留下几道疤痕和文身。

2009年11月28日，我庆祝自己无癌生存了3年。在我确诊后不久，我们就得知，患三阴性乳腺癌的唯一好处是治疗结束3年后发生转移的风险会大大降低。我感觉很健康，我挺过来了。彼此没有举办聚会，我和约翰只是大声地向对方确认了这个值得纪念的日子，我们都松了一口气。

接下来的两年过得飞快，全速前进的生活让我们变得更加忙碌，癌症在后视镜中离我们越来越远。2011年11月，5年过去了，我的癌症仍然没有复发，也许它真的已经过去了。2013年3月，为了庆祝我50岁的生日，约翰和露西举办了一场盛大的聚会，邀请了我们当地所有的亲朋好友，还有帮助我走到今天的医疗团队。我们彻夜狂欢，庆祝我迈入知命之年。我大学时代最好的朋友甚至偷偷跑来城里，给了我一个惊喜！我深刻地感受到自己有多么幸运，无论在治疗还是个人的生活中。我终于可以继续前进了。

但事实证明，患癌的后遗症并不仅仅会出现在我一个人身上，约翰也开始感受到了"副作用"对他的影响。

第 28 章　最后的乳房

　　重建莉莎的左乳房是为了恢复原本的美观，而切除右乳房则是为了降低扩散风险。我完全理解她的选择，毕竟，我接触的患者都经历过真正的大手术，他们被切除了结肠、胃、胰腺、部分肝脏或食管。这些都是我们平日里照镜子时看不见的器官，可一旦缺失，生活就会发生巨大改变。试想一下，没有胃，肚子里连装食物的"口袋"都没有，你该怎么吃饭；丧失了部分功能的胰腺又该如何消化鸡肉、米饭和西兰花。由于没有充足的消化液来分解晚餐，未消化的食物会在胃肠道中快速流动，让你每顿饭后大约 45 分钟就不得不排泄，而且粪便也会恶臭难闻。想想看，如果每天的生活都会被 8~12 次紧急排便打断，那会是什么感觉。

　　当然，有些患者会渐渐厌烦做规划，厌倦为了活下去所必需的自我克制。由于工作压力太大，他们要么主动辞职，要么被解雇。他们在人际关系中苦苦挣扎，变得独来独往；他们体重减轻，身体日渐虚弱。是的，我们治好了越来越多的胃肠道癌患者，却给他们留下了永远无法愈合的伤疤。他们需要很多帮助，尽管我们付出了最大努力，但仍然达不到他们的要求。对于我的患者来说，很少有考虑重建的机会。

话说回来，切除乳房有什么大不了的呢？哺乳结束后，乳房基本上没有任何生理功能。事实上，其他哺乳动物的乳房都是根据需要显现或者消失的。就算性生活需要乳房，可你有两个呢，一个就够用了。

平衡很重要。衣服需要合身，泳衣不应该引发焦虑，公众形象与生活质量息息相关，这些我都懂。在我职业生涯的大部分时间里，乳腺机构投入大量的资源来研究如何挽救乳房，避免切除乳房。为了换取肿瘤切除术，我们付出了5~6周放疗的代价。没错，你是保住了乳房，但它现在会在黑暗中发光！

众所周知，南希·里根（Nancy Reagan）没有选择肿瘤切除术和放射治疗，而是乳房切除术，这令乳腺癌研究界蒙羞。据1988年《纽约时报》报道："马里兰州肯辛顿的乳腺癌咨询中心执行主任罗丝·库什纳（Rose Kushner）甚至表示，里根夫人的决定'让我们倒退了10年'。"她当时已经66岁了，又是第一夫人，仅仅为她提供额外的日常保障，让她不断接受放疗，就会增加国家的开支。虽然乳房切除术与切除肿块外加放疗的效果是一样的，但是不知为什么，她接受乳房切除术的决定被视为一种侮辱，是不肯接受进步的懦弱，错失了为他人树立榜样的机会。她对新闻记者芭芭拉·沃尔特斯（Barbara Walters）说："如果接受放疗或者化疗，我不可能过上现在这样的生活，也不可能维持目前的日程安排，我肯定做不到。如果我才20岁，还没结婚，没生孩子，也许我会有完全不同的想法。但对于现在的我来说，切除乳房是最正确的选择。"

唯一一位在任期间罹患结肠癌的总统就是南希的丈夫。罗纳德·里根（Ronald Reagan）是我们这些胃肠道癌倡导者错失的众多机会之一，他的病情以个人隐私的名义被掩藏了起来。我相信，这个国家还不愿意谈论结肠癌。他的白宫幕僚们可能因为他没能察觉出症状而感到尴尬，可能因为他是当时最年长的总统，他们夫妇二人不希望轻易向人示弱。然而，由于他轻视了诊断，愿意接受筛查的人变得更少，而死亡的人越来越多。

莉莎没有机会选择乳房肿瘤切除术和放射治疗，而且必须等到前期治疗尘埃落定之后，才能考虑重建。毕竟谁也无法确定，经过放疗之后，她残存的皮肤能否承受植入物的压力，移植的肌肉和皮瓣能否顺利愈合。

莉莎并不急于接受更多的手术。她买了可以放置假体的新胸罩（谢谢你，诺德斯特龙！），还调整了穿衣习惯，让胸前的不对称感不那么明显。她在泳衣里也缝了放假体的口袋。她打算先长时间适应只有一个乳房的生活。对我来说，这样很好，我真的不希望再有人在她身上开刀了，一个乳房就足够了。

在社交场合，每每谈到我妻子患上乳腺癌的话题时，周围所有目光都会直直地盯向她的乳房，看到这一幕令我非常别扭。他们会尽量含蓄一些，匆匆一瞥或者再多看一眼。细看之后你就会发现，她一侧的乳房明显比另一侧更低。空气当中充满了疑惑，但大家都很谨慎，没人敢问出口。莉莎是个很敏感的人，她会立刻察觉到不对，便直接站出来跟他们说，右边的乳房被切除了，左边的是原装的。气氛缓和之后，人们会继续深入这个话题："我都没看出来！""你看起来棒极了！""你会考虑重建乳房吗？"

当时，乳腺癌界已经从减少手术来保留乳房"进化"到切除双侧乳腺以降低二次患癌的风险。说起来，如此激进的手术策略还是源自那些携带有 *BRCA* 基因的女性患者——她们由于遗传基因而具有很高的患乳腺癌的风险，还容易患上卵巢癌和胰腺癌，有些女性还因此切除了卵巢和子宫。携带 *BRCA* 的男性有可能患胰腺癌和前列腺癌，但是，没有人会为了降低风险而切除胰腺或前列腺，那样的手术太可怕了，会给生活带来巨大的变化。然而，随着这类做法日渐成为常规，"趁着乳房还没有杀死我，赶紧把它们从我胸前拿走"的态度也在未携带 *BRCA* 基因的群体中蔓延开来。

这与选择性的整形手术无法相提并论。为了消除患癌的风险，必须切除全部的乳腺，就连皮肤也不能留下，毕竟它下面还连着乳腺组织。像乳头这类能引起性兴奋的部位也不会被保留。在重建的时候，画家可以帮你文上一对非常漂亮的乳头，或者两个不一样的乳头，增加一些异域情调。然而，这些不过是为了取悦旁观者——无论是与你同床共枕的伴侣，还是望向镜中自己的你。除了提醒你那里曾经有过什么以外，这毫无意义。

莉莎不只是希望重建右侧的乳房。尽管她对胸前的不对称不太满意，但通过穿戴可以放置假体的新胸罩已经巧妙地解决了这个问题。在确定癌症不会复发以前，她并不打算进行手术。她真正想做的是切除左侧乳房，尤其是到了复查的时候。她还记得，当初第一次筛查没能发现癌细胞的存在，她不想再次遭受打击。她也不愿意为了一个她用不上的乳房忍受更多的化疗、放疗、输液和引流。

但我还是很在乎那个乳房，如果连它也被切除了，我这辈子就再也没法和只有一个乳房的女人做爱了。我感情生活的那一部分将永远不复存在。从来没有人说过"性生活会变得不一样"。（至少没人跟我说过。）但是，那肯定会不一样，在莉莎患癌的过程中，我第一次感觉自己陷入了一种与关心和支持家人的模范丈夫相悖的情绪当中。

我为此感到难过，就算说是悲痛欲绝也不为过。

但是现在，我的情绪开始失控，这让我有些惭愧：我很生气，因为她甚至都没有问过我对这件事的看法，我不能对此发表任何意见，我只能支持莉莎的决定。乳房不是我的，因此我没有决定权。我可以将莉莎两次切除乳房归咎于乳腺癌机构的宣传，但我只能让这些话烂在肚子里。在此之前，我一直把莉莎患癌的经历当作素材融入我的咆哮、演讲和评论当中，但这次不行，这是越界的行为，我不能向任何人宣泄我对这个手术的感受。尽管我知道二次患癌的概率很低，但我无权为了给自己的性生活保留一个乳房而劝她放弃手术。当然，我理解她的决定，切除仅剩的乳房可以消除她日后死于乳腺癌的风险。她坦诚地解释了她的理由和风险 / 收益评估结果。我确定她将我和我们的关系也纳入了决策算法，只是我不知道她给它们赋了多大的值，毕竟她从来没有问过我。

但莉莎心意已决，也许她只是想感觉更正常一些。我知道她厌倦了别人的眼光，厌倦了与假体打交道，厌倦了不能正常游泳，不能正常穿衣服。她希望尽量减少那个健康乳房患癌的风险——即使这样做会增加整形手术的风险。让我觉得最不真实的是，外科医生建议给莉莎做个比过去"大一点"的乳房——既然我们大费周章地重建，那不如干脆一步到位。

你说什么？我们不是刚说过胸前的皮肤会很紧吗，你现在居然打算给里面塞进去更大的东西？我们做这些不就是为了消除二次患癌的风险，恢复失去的平衡吗？我听到内心在呐喊："乳腺癌的世界真的太疯狂了！"

我的患者几乎都希望关闭造口。有时候这是可以做到的，但前提是所有的问题得到解决，治疗已经全部结束，并且癌症复发的可能性很低。我们需要观察患者很长一段时间——在此期间，他们只能把大便拉在衬衫下面的袋子里——然后才会同意关闭造口。我们无视、推迟、甚至拒绝他们想让粪便按原路排出的头等愿望，只是告诉他们，根据我们的医学判断，这不值得你冒险做手术。

我们凭什么判断恢复功能的重要性？我们如何能够衡量他们请求背后的痛苦？我们的职责是减轻痛苦，但我们却常常听不见他们的疾呼。患者向我们提出各种要求，不过是为了回归接近正常的生活，我们却无法理解他们最迫切的需要。对许多患者来说，无论下多少血本，恢复新的常态都是值得的。

我完全理解了莉莎对于重建乳房的决定。渐渐地，我最初的愤怒、悲伤和失落都减轻了。我不再那么自责，因为我明白莉莎最迫切的需求。此时，我再次认识到这不全是我一个人的事，而我即将再次回归看护人的角色：只是看着别人从我心爱的女人身上切除掉一部分，我还是很难过。

用"重建"来形容这一过程其实并不贴切。已经失去的东西是无法重建的，当然也不可能恢复到患癌前的状态。无论医疗团队的技术多么精湛，我们都会留下伤痕和缺憾。生活会有所改变，我们会迎来新的常态。与其说我们所做的事是"重建"，不如说那是翻新、改造，或者推倒重来。

莉莎需要做这个手术，而我要尊重她的选择，然后继续前进。

第 29 章　重　建

我正式进入了定期复查阶段：刘医生和威利医生每半年会对我进行一次随访，给我左侧的乳房做一次乳腺 X 线和超声检查。显然，威利医生担心我的左侧乳房也会患癌。每次见到她，她都会问我是否考虑重建。我总是支支吾吾地说自己还没准备好。当然，我也想过重建，但我十分反感手术以及随之而来的一切，包括之后的恢复阶段。

接着，她会建议我切除另一个乳房，毕竟癌细胞一开始就出现在乳房里。我们明知道那里面有癌细胞，却还是没能通过核磁共振、CT或乳腺 X 线检查找到它，因此她没有信心能及时发现下一次癌症。她担心，在我这个年龄，乳房可能会再次患上这类凶险的癌症。我按照推荐做了基因检测，结果表明我没有携带遗传性的癌症基因。我也知道，就算没能确定遗传方面的因素，也不代表它不存在。

2012 年，我内心的抗拒终于开始瓦解，此时我的精神力量也强大了许多，足以承受更多的手术和康复治疗。威利医生的警告和我的患癌经历令我感到恐惧。以前，我认为那不可能发生。我得过乳腺癌，已经勾选过这个"待办事项"，上帝不会让得过癌症的人再得癌症。但我清楚，事实并非如此。人们会患上不同的癌症，这里得乳腺癌，那里得结肠癌。多年来，约翰接诊过的几位胃肠道癌患者，几年后会再给他打电话，要求转诊到别的肿瘤医生那里治疗新的癌症。考虑到我的危险因素，左侧乳房再次患癌的可能性比一般人要高。几年过去了，威利医生每半年都会提醒我这些事实，我也开始觉得，或许我坚持保留左乳房是在铤而走险。

每天早上我都会对着镜子检查左乳房，看看它有没有什么变化。每个月我还会例行自检，着魔似的对它摸来摸去，看看除了原有的纤维腺瘤之外，能不能摸到别的肿块。我甚至试着去感觉纤维腺瘤的大小和形状有没有发生改变，就好像我真能分辨出来似的。其实，第一次患癌的时候我就没摸出来，所以我这不是在自欺欺人么？

但是，这次决定与第一次切除乳房不同。当时根本别无选择：不切除乳房我就会没命。而这一次，我需要深思熟虑，来决定要不要切除一个今后不知是否会癌变的健康乳房。到底该不该做第二次乳房切除术呢？我可以静观其变。这当然是有风险的，不过，风险究竟有多大？我左乳房患癌的概率很低。我全身上下都有可能得癌症，我不会为了避免死于癌症就切除所有部位，那干吗偏偏要切除左乳房呢？

然而，正如威利医生提醒我的那样，我左乳房的患癌概率仍然高于身体其他部位。她说，如果今后我的左乳房因为患癌被切除，那么同侧的淋巴结可能也得被连带切除，到时候我既不能在两只手臂上测血压，也不能输液或抽血，这会带来很大的麻烦。我无法想象，如果两只胳膊都"废掉了"，我该如何进行化验和检查，更不要说万一我再需要化疗怎么办。我不确定自己是否愿意承担这样的风险。

我厌倦了假体，厌倦了自己奇怪的样子。扁平的右胸影响了我的穿着，我没法戴漂亮的胸罩，泳衣的选择也很有限；为了穿无肩带或者"吊带"上衣，我必须将假体粘在身上——这倒是个了不起的发明，它确实改变了我的着装方式，进而改变了我对自己的看法，尽管如此，它仍然只是一坨粘在我皮肤上的圆锥形凝胶。我不能穿低胸的衣服，因为我只有一侧有乳沟。（只有一侧有的那还能叫乳沟吗？）由于我一侧的胸部完全平坦，穿上蕾丝睡衣就很难让人感觉有魅力。

2012 年，埃玛已经能够自己开车，查利也上了大学，我没必要整天忙着维持家庭的运转。即使我抽身出来休息几周，对大家也没有多大影响。我告诉约翰，我不想再为左乳房可能患癌而提心吊胆，威利医生似乎强烈认为我保留乳房是在冒险，我本人也希望从正面看起来正常一些。

我问他有什么想法。他复述了一遍我跟他说过的切除左乳房的理由，确保他理解无误。我知道他不会和我争论，他觉得这是我的乳房，应该由我来决定——无论他对没有真正乳房和乳头的妻子感到多么遗憾。如果他争辩的话，我可能会很生气。作为伴侣，怎么能以看似合理的方式对这种事发表意见呢？"如果你切除了仅剩的乳房来降低患癌风险，我就不想再和你做爱了。"我很庆幸自己嫁给了一个充满爱心的无私男人，他深切地理解人们在确诊患癌后必须做出的艰难决定。同时我也认为，或许他不想冒着我再次患癌的风险，毕竟他知道那对我们所有人来说意味着什么。

于是 7 月下旬，我和约翰再次拜访了斯皮尔医生，他是专门从事乳房重建，尤其是复杂重建的整形外科医生。距离我们第一次见面已经过去了 5 年，每当斯皮尔医生在乔治城碰见约翰时，他都会问："你的妻子准备好重建了吗？我随时可以效劳。"现在我准备好了，他对我放疗后皮肤的"适度"变化很满意，连连称赞格雷森医生让我的皮肤状态保持良好。我坚持在两个月里不停涂抹黏糊糊的金盏花药膏，如今那些不便得到了回报，我仍然可以选择植入手术。我在心里对格雷森医生的医术和照顾表示感谢（后来也当面说了）。斯皮尔医生再次跟我强调，重建"进展顺利"的概率是70%~80%。他小心翼翼地向我说明，由于我的皮肤已经受损，选择植入对我来说依然存在风险。他更倾向于从我身体其他部位移植没有受过辐射的健康皮肤，来增加乳房重建成功的机会，不过他也愿意尝试植入手术，毕竟这种方法的成功率也不算低。

他说，他会选用娜绮丽（Natrelle）①的硅胶填充乳房假体——他认为这种假体最适合较小的乳房——并且拿了一个给我。它摸起来冰冷结实，还有延展性。我不知道乳房假体应该是什么触觉和质地，不过如果他喜欢，那就选这个好了。

斯皮尔医生随后向我说明了手术可能出现的风险，尤其是对受过辐射的皮肤的影响。今后，每次牙齿清洁和手术前，我都需要服用抗生素。因为细菌可能会在治疗牙齿时进入血液，它们喜欢在体内的异物（比如乳房植入物）中安家。他提醒说，重建后我右侧的胸口可能无法正常愈合，因为——正如他所说的——受过辐照的皮肤会感觉没有努力愈合的必要，它可能只会做做表面功夫，变得更容易感染。一旦发生这种情况，他就不得不再次进行手术取出植入物，然后我们只能尝试其他方法。而且，将来植入物有可能出现渗漏，这时就需要将它取出，简单粗暴还有点吓人。此外，重建存在"包膜挛缩"的风险，即纤维组织在假体周围堆积，这有可能导致乳房变得僵硬、紧绷甚至

---

① 美国知名隆胸假体材料品牌。——译注

变形，此时植入物也必须被取出。

至于手术本身，斯皮尔医生会先为我植入扩张器，大约 6 个月后，再用假体替换扩张器；我需要再次引流，两侧各插一根引流管。我也会面临一般手术的风险——死于全身麻醉、感染、出血等。我认真地听着，可是如果我没有做好准备，就不会再来找斯皮尔医生，更不会占用他的时间。他还警告我说，这次手术会比上次切除乳房更痛，而且痛的时间更长，因为我的胸肌下方会被放入扩张器，这会让胸肌在一段时间里有些"不爽"，导致手术后的 3~4 周内出现痉挛。

我办好了拍照和相关手续，办公室工作人员与威利医生协商，确定了两位医生都有空的时间。威利医生会在斯皮尔医生介入手术之前，先切除左侧乳房。我们将手术安排在 2012 年 11 月 20 日，也就是感恩节的前两天。行吧，又是一个被我手术搅乱的感恩节。我还得配合约翰的日程安排，将手术放在节假日，因为他这几天才不会被工作拖走。

我和约翰可能还为左乳房举行了小小的送别会，我记不太清了。我能确定的是，我们没有邀请任何客人。由于乳房被切除，我的右侧胸部失去了知觉，今后我将不得不面对整个前胸失去知觉的现实，我会怀念它们曾经带给我的快感。我很高兴，我又能看上去完整了，尽管并不是真的完整。我的两个乳房都不会有乳头，甚至连乳头的外观也没有。我不打算做手术"保留"左乳房的乳头；我担心任何残留的乳腺组织都会增加我再次患癌的风险。即使留下它，它也没有任何感觉，反而可能让手术和恢复变得复杂。

植入物重建的好处之一就是，即使你老去，它们也能在没有支撑的情况下保持挺立。如果我不想戴胸罩，就可以不戴；我也能穿没有假体的泳衣，而且很多年都不需要担心下垂的问题。

11 月 20 日上午，我回到乔治城医院的手术中心，心情比上次好了很多。总的来说，我为手术而紧张，但同时我对日常生活和对自己看法即将发生的转变而激动不已。虽然我并没有因为自己的外在特别苦恼，而且确实很庆幸我还活着，但是我的心此刻在微微颤抖。斯皮尔医生过来看我，用锐意牌记号笔在我的胸口做了标记，确认我们都同意他要做的手术以及手术位置。接着，我们就去了手术室。

当我醒来时，威利医生告诉我，他们会把我的左乳房送去做病理检查，看看里面有没有癌细胞，不过结果要过几天才能出来。我只知道手术很顺利，我的胸前被放入了两个组织扩张器，里面各装了 50 毫升的液体。我在医院住了一晚，第二天就回家了。我又穿上了大号的前开衬衫，里面别着引流管。幸好我还有不少为 2006 年第一次手术买的衣服，这回正好派上了用场。

2012 年的感恩节不同寻常，却令人难忘，我的胸肌被扩张器挤压得很不舒服，于是我吃了很多药来缓解疼痛。我在沙发上酣睡了一整天。查利在外面过感恩节，所以家里只有我们 3 个人。作为强悍的男主人兼大厨，约翰坚持邀请我的父母和露西来吃感恩节晚餐。我说服他至少点上一份现成的火鸡和配菜。我隐约记得，每次我醒过来，约翰和埃玛好像都在看各种奇怪的自然节目，然后我父母来了。我在餐桌前坐了大约 15 分钟，就宣布实在坐不住了，于是又回到起居室的沙发上平躺着。

这次手术比我第一次乳房切除的范围更大，因此恢复起来就更慢。由于胸肌持续痉挛，我服用了大约 3 个星期的止痛药和抗痉挛药才得以缓解。在接下来的几个月里，我需要定期给扩张器注入 50 毫升生理盐水，让它们持续膨胀，以拉伸覆盖在外面的皮肤——一种奇怪但并不痛苦的体验。植入扩张器后，我问斯皮尔医生能不能让我的乳房比以前大一些。当然，这对他来说算不上什么问题，他只是提醒我，乳房的大小可能会受我右胸处皮肤弹性（或缺乏弹性）的限制。最终，他将我的右乳房（左乳房也一样，只是没有皮肤的问题）扩大到了 B 罩杯，我很满意。

2013 年 4 月，我在门诊接受了植入物替换扩张器的手术，此时，约翰显然已经不再为我的病情操心了，他帮我办理好手续就去上班了。让他接我回家则是另一回事，护士们把我安顿在门诊患者恢复正常后等待回家的地方，我还享用了一些果汁和饼干。有人给约翰打电话，告诉他我可以回去了，但是他没有出现。我打电话给他，他说一会儿就来接我。几分钟、几个小时过去了，护士们问我怎么回事，为什么还不回家？我丈夫会来接我吗？我苦笑着说等他忙完就会过来。很明显，我已经掉出了他的优先事项列表。被丢在候诊区几个小时让我很不爽，但我意识到，我们能够淡然地面对这次手术其实是个好兆头。我们几乎摆脱了乳腺癌带来的困扰。

事实上，我们实在太淡定了，以至于手术 3 天后，我们就驱车前往北卡罗来纳州达勒姆参加约翰的第 30 次大学同学聚会——我的胸部两侧还插着引流管，胸前缠着绷带。我们随身携带了用来清空引流管的杯子和记录每天两次引流管排量的表格，现在我们已经是老手了。

杜克大学一直是我们的一片乐土，我们经常参加同学聚会，和老朋友叙旧，漫步在校园里回忆往事。如果可以，我们不打算错过今年的聚会。我们得到了斯皮尔医生的批准，于是欣然前往。我这副米其林人的打扮——手术胸罩外加藏在一件大号前开衬衫下的引流管——让我看起来一点也不性感，但是朋友们早已听说了我们的经历，他们开心地和我们打招呼，小心翼翼地拥抱我，以免挤压到我。

我的乳房愈合得很好，我对自己的新形象非常满意。这次手术恢复起来相对容易，最困难的扩张器阶段我已经挺过去了。现在，我有了两个大小一样的乳房，或者至少在胸前正确的位置有了乳房状的附器，让我看起来与正常人无异。

然而，随着我的痊愈，我开始注意到约翰的行为和情绪似乎在发生变化。他正在偏离正常的生活轨迹。

第 30 章　约翰的转变

　　进入 2013 年，我渐渐开始觉得乳腺癌已经是过去式了。我以前那对要命的乳房不见了，取而代之的是新乳房，我甚至不需要戴胸罩了。与生活中的其他风险相比，我复发的概率低得可以忽略不计。我感觉自己很健康，身体也恢复得不错，这都要感谢我的教练，他根据我的手术以及中年常见的疼痛，调整了我每一步的训练。我已经年过半百了，万岁！

　　约翰也到了知命之年，但他似乎并不像我那么心怀感激。他开始谈论中年危机，质疑他在工作中所做的事，抱怨为什么要做这么多。他的患者似乎给他带来了负面的影响。在我确诊后，约翰开始把他的个人电邮地址透露给自己的患者。我觉得这不是个好主意，但是，面对他的无私，以及想让每个癌症患者过上更好生活的强烈愿望，我发自内心地感到敬佩。从威利医生那里得知诊断结果并和她一起制定治疗方案的那天，我们凭借乔治城大学"内部人员"的身份，得以迅速、顺利地安排好一切，约翰对此非常感激，他对威利医生强调："我们一定要想办法，让隆巴尔迪的每位患者都能享受到这种待遇！"威利医生似乎有些吃惊，她顿了一下，然后回答："是啊，那该多好！"

显然，约翰当时就下定决心，要竭尽所能复刻我得到的那种护理，让每位患者在隆巴尔迪都能获得"内部体验"。

起初，情况还不算太糟。患者们都保持尊重、谨慎的态度，同时也很感激。他们只在迫不得已的时候才会给约翰发邮件。不过，人终归是人，癌症患者几乎时时刻刻为自己的性命担忧，再加上华盛顿人随心所欲的一贯作风，他们就越发不把和肿瘤医生的邮件交流当回事了。约翰在将自己的私人电邮地址告诉患者及其看护人时，会提醒他们什么时间可以发邮件，什么时候应该通过其他途径与护理团队沟通。他强调，他通常不会在周末或者晚上查看邮件，所以不要在这些时段咨询紧急的问题。（其实不然，他经常在晚上和周末查看邮件。）我看得出，当他在下班后收到患者的邮件时，他的疲惫感会大大加剧。一个周日下午，约翰忙完了一整天的教堂活动和家务活，晃晃悠悠地走进客厅，坐在椅子上，打开了笔记本电脑。我听见他嘟囔了一声，然后苦笑起来。"怎么了？"我问道。他叹了口气："有个患者周五晚上发邮件跟我描述了他的病情，最后说'我估计我快不行了'。"

我说，"你打算怎么办？"约翰又笑了，"我问他，'你死了没？'"

我也笑了，笑这位患者的厚脸皮，以为约翰会实时查看电子邮件，帮助他这个自称会在周五晚上死掉的特殊患者——他明明有自己的护理团队可以解决问题。同时，我也笑约翰放肆的回复。尽管如此，当我看到约翰在周末受到这类邮件的侵扰，看着人们总是期待他能随叫随到时，我依然心情沉重。（郑重声明，那位患者在当周周末以及之后不久都没有去世，而且他欣然接受了约翰的回复，并且得到了教训。）

这是一件趣事，约翰以他一贯的幽默和对患者的关爱成功地化解了它，他既表明了自己的立场，又没有冷落这个身处恐惧和痛苦中的患者。不过，这个例子也说明，将自己的私人联系方式告诉患者是要付出代价的。他的一位患者（可能还会有更多）一遇到问题就会打他的手机，根本不分时间场合。她在约翰用手机给她打电话时得知了他的号码，但是约翰并没有跟她说过可以给他的手机打电话。但这并不妨碍她那么做，毕竟她觉得，自己的事远比约翰的个人生活以及让他从繁重的工作中抽空休息重要得多。

时间长了，即使是最尊重和感激约翰的患者也开始越界，他们利用他的坦诚和热情，苛求他随时满足自己的需求。他们在办公室里忘记索要处方，2 个小时后会给他发邮件说需要他给当地药房打电话，于是约翰不得不停下手头的工作，翻出他们的档案来完成任务。当这样的联系越来越频繁时，我发现约翰变得更加疲惫沮丧。他说，他感觉自己就像一个服务员，随时随地被患者呼来唤去，提供他们想要的任何服务。结果，他失去了曾经对医生这一行的热爱。

与此同时，他的门诊开始挤满严重患癌的年轻人。他们当中很多人可能都没有机会看到年幼的子女长大成人，而他不得不与这些患者及其伴侣打交道。他明白那种感觉，也了解因为癌症失去父母的滋味。他几乎时刻背负着他们的重担，为自己无法治愈疾病而沮丧，为胃肠道癌治疗难有进展而愤怒。他公开怒斥年轻人的这种境遇，试图推动研究来搞清楚为什么这么多年轻人会患上胃肠道癌。

他真的很累。

约翰收到了更多与医生交流或者新药咨询的邀请，因此出差的次数也增加了。几乎每天他都要推掉国内乃至世界各地的演讲邀约。他需要不断地弄清楚自己能做什么，以及什么情况下必须对那些要求占用他时间和精力的人说"不"，这令他疲惫不堪。作为血液科和肿瘤科的负责人，他管理着一大群医生、护士、病例管理员和各种医疗服务人员。有过管理经验的人都知道，这些大大小小的问题需要让负责解决它们的人付出多少心力。

当我第一次见到约翰时，他魅力四射，是班上的活宝。这也是他吸引我的主要原因。他关心他所做的事，并且想在世界上留下印记，但他不会把任何事看得太重。他是一个反传统的人，甚至敢在充满气的热气球上戳窟窿。然而，他却总有本事令他开玩笑的对象自我解嘲。可是现在的他——正如他的一位同事所说——"失去了光彩"。他看起来很憔悴，最重要的是，他似乎丧失了一笑置之的能力，无法再用幽默来回应生活的变幻莫测。和他对比起来，我反而成了风趣随和的那个人，而这并不是我在这段婚姻中扮演的角色。

在我做完最后一次手术的几年后，我们去华盛顿市中心体育馆观看乔治城大学的篮球比赛。和所有大型活动一样，进场时安检人员会快速反复地提醒你拉开外套拉链，把手机放进篮子里，取出兜里的金属物品，然后再让你通过金属探测器。在那个周六下午，不知为什么约翰总是让金属探测器发出响声，安检人员不断命令他再次检查口袋，然后重新通过。试过两遍之后，约翰扯下他的外套和腰带，相当粗暴地把它们摔在桌子上，并且开始斥责安检人员。我吓坏了，我很少见约翰发这么大的脾气，而且还是为了芝麻大点的事。他似乎已经到了崩溃的边缘，多一个人对他提出要求，他都无法承受。最终他通过了安检，我们收拾好行李，待他平静下来，我问他是否还好。我说："我从来没见你这样过。"他为自己反应过度而感到羞愧，并且道了歉。可我觉得他根本没必要道歉，我说："我只是担心你。"

回到家后，我们发现周末从大学回来的埃玛正坐在厨房的餐桌旁，一边看着电脑，一边吃着点心。约翰经过房间后，我告诉她今天发生的事，她说她也注意到父亲变得越来越敏感，她不知道他的幽默感哪儿去了。这些年来，我们都做过心理治疗来解决困扰我们的情绪问题，发现这种方法令我们受益匪浅。也许这对约翰也有好处，他是大家的知己，是为情感受创的患者提供治疗的业余的心理医生。他的压力和他的抑郁（虽然我们从来不会这么说），已经成为我患癌以来最后一个严重的副作用。

那天晚上，我们一起吃晚饭的时候，埃玛起了话头。她说，她发现父亲最近压力似乎很大。约翰试图表现得不以为然，并责备地看了我一眼，嫌我说了比赛时的事。我附和了埃玛的话，我们开始心平气和地劝导他，建议他也去做做心理治疗。他放下戒心，似乎很感激我们的"干预"。"是啊，"他说，"也许这是个好主意。"

我对他那段时间每周进行心理治疗的情况一无所知。但是渐渐地，似乎有些东西发生了微妙的变化。我看得出来，他开始以不同的方式设想自己的生活。他正在规划自己的未来，不仅仅是那些临床护理工作和疯狂的出差。有生以来，他第一次谈到了休假。

第 31 章　看护人 2.0

　　起初，顽固性失眠是我最严重的副作用，但实际上，莉莎患癌给我带来的最显著且最重大的"副作用"是对我工作能力的影响。经历了这样的遭遇，走过这样的路，我感觉自己得到了一个有利的独特视角。现在，我可以从消费者和服务者的双重角度来看待癌症护理的世界。自从莉莎确诊患癌，我就受到鼓舞，充满活力，决心好好利用自己的新觉悟，尽我所能帮助更多的患者。我要尽力成为最好的医生，用我的经验和职责减轻患者及其看护人的负担。

　　我不知道这种情况是从莉莎确诊后多久开始的，但我几乎每次接待新患者时，都会分享我们的经历，将它描述成很私人的事情。在一个小时的门诊结束的时候，我会指着患者说："我妻子以前就坐在那儿。"然后我指着其伴侣说："我就坐在那儿。"我想让他们知道，我理解"在那儿"是什么滋味。我会滔滔不绝地讲述我们的感受，讲述莉莎的确诊如何影响我们的生活、孩子和亲朋好友。我会向他们强调，这同样也是看护人的确诊，而且看护人的处境往往比患者更加艰难。我希望，我在这条艰辛道路上积累的经验教训，以及在途中所渴望获得的认识，能够帮助他们开启自己的旅程。

分享我们的故事只是一个廉价的余兴节目吗？我有没有把他们的经历变成关于我自己的事？我有没有为他们提供真正有用的支持和理解？也许分享我们的故事对他们来说确实很不公平，而且存在误导性，毕竟在故事的结局，莉莎还活着——尤其是我明知有些患者即将不久于人世。我想通过拉近与患者的距离来缓解他们眼前的痛苦。但我从未想过，这最终让我付出了代价。我要给予太多东西，我可以减轻痛苦，我已经形成了一种超能力。

几年来，我感觉我们的努力似乎有了真正的效果。我们在团队中设立了新的岗位，为新来的患者提供一键式呼叫入口。我们与护理团队更加紧密地合作，相互学习，改善癌症患者及其看护人的体验。我们努力改进门诊流程，以便更有效地利用患者的时间。我还向我们的医生，尤其是培训医生宣讲我的新理念，让他们也能转变想法。我开始在讲座和著作中传播自己的观点。我根据新的见解制定了我们胃肠道癌研究中心的基本原则，我们强调的护理策略基于一个简单的前提：如果换成是我，我希望得到怎样的治疗与护理。

在研究方面，我不再热衷于只能取得微小成果的大型随机试验，转而支持那些旨在"一招制敌"的小型 I 期和 II 期临床试验。我希望投资高风险、高回报的研究，我们应该争分夺秒地去治愈癌症患者。我不明白为什么负责研究和宣传的那帮人一点紧迫感都没有。拜托，每天都有人死于这些可怕的常见疾病。我们耗费了巨额资金，却没能把它花在刀刃上。我觉得自己就像是和风车大战的堂吉诃德，或者带着救赎的关键信息四处奔波的施洗约翰①。

---

① 公元 1 世纪的犹太巡回传教士，在约旦河中为人施洗礼，劝人悔改，是基督教的先行者。——译注

不知从什么时候开始，情况变得越来越困难。我仍然心怀愿景，我知道我们需要坚持什么，癌症中心应如何发展，但是，我应该继续打头阵吗？也许我的巅峰时代已经结束了，最好还是将机会留给有远见的新生力量？也许我的目标根本无法实现。我需要更长时间的"充电"才能恢复精力。我感觉身边好像潜伏着一个《哈利·波特》里的摄魂怪，吸走了我灵魂深处的所有善意。

我就这样工作了十多年。每一位我与之分享莉莎故事的患者及其看护人，每一位去世的患者，每一个听我解释他父母病情的孩子，每一次糟糕的扫描结果，每一场令人伤心的讨论——又一个月，又一个季节，又一年，我积累着疲惫和泪水，情绪的负担在不断加重。我已经心力交瘁了。

随着精力持续消耗，我发现自己失去了希望和信念。或许最令我不安的是一种日益增长的冷漠。像我这样尽职尽责的医生，怎么会对治疗和照顾癌症患者变得麻木不仁？我不知道我还可以坚持几年。我还能实现自己的目标、看到愿景成为现实吗？如果不能，我又何苦难为自己呢？我渐渐明白，我永远无法为每一位患者提供莉莎那种令人惊叹的癌症护理服务。既然我们无论如何都会死去，那我干吗还要牺牲陪伴家人的宝贵时间，去承受这些额外的工作和让人减寿的压力？有没有我参与其中，癌症机构也会照常运转，取得进展。我的努力只占全球数十亿美元投入的一小部分，单凭我个人的力量，几乎不可能砸出任何水花。也许我需要重新思考，也许上帝并没有叫我这么做，也许是我听错了上帝的召唤。

这就是职业倦怠吗？不。我告诉自己，我很强大，不会倦怠。只有弱者和不被爱的人才会产生倦怠感。如果连我都倦怠，那么所有人都会倦怠。可是，为什么没有人跟我说过什么呢？我是他们的主管、导师和朋友。我认为，如果他们也有这种感受，肯定会来找我。也许不对劲的只有我一个人。

我需要一些改变，否则我会崩溃的。在之后的几年里，我承担了一些新的角色，它们让我有了新的关注点，有希望带给我新的活力。我不再只为当地的医疗中心和患者劳心，而是决定放眼世界。那简直是颠覆性的挑战！根据目前的估计，全世界仅有七分之一的人能够获得我们所了解的癌症治疗，大多数时候，癌症治疗还是太贵了。让我们和风车大战一场吧，也许这能让我"满电"而归！我的上级很支持我，允许我减少一些本地工作，投入更多时间参与外部活动，先是在美国，然后在全球建立联盟，以扩大癌症治疗的可及性。不要光想着为华盛顿特区的人提供贵宾级的医疗服务——让我们努力为世界上医疗资源匮乏的地区给予一些帮助吧。

这项工作令人兴奋，也确实让我重新"充电"。但是，我仍然感受到了来自患者的压力。我们每周都有患者离世，然后又有新的患者带着新的故事出现，有新的痛苦需要我们去安抚。我喜欢关照患者及其家人。但是，如果我能做的只是一次接待一位患者，提供如今的标准治疗服务，那么我就无法发挥自己的潜力。我必须尽己所能让癌症治疗产生效果，这就意味着要打破现状。我的母亲去世一定是有原因的，莉莎能够逃脱乳腺癌的魔掌也一定是有原因的。和我父亲一样，我也有远大的理想。我需要时间，也许是一次最后的机会，来帮助他们渡过难关。

在学术医生群体中，休假非常罕见。当然，整个法语系每 7 年才休一次假，但是乔治城大学的医生已经有 20 多年没有休过假了。对于我们临床医生来说，离开工作岗位 6~12 个月可是另一回事。法语系的教师必须找人帮他们代上一学期的课，而我却不得不抛下患者和同事，让他们在我离开期间替我收拾残局。但我越发明显地感觉到我的确需要休息，毕竟，我需要时间去完成全球联盟的工作。此外，我和莉莎也需要抽空来写这本书。记录我们的故事已经成为我一直以来必不可少的疗愈方式：对看护人的关怀。也许这一次我会听从我常提起的那个建议："不要忘记生活"。

休假前的 6 个月可能是我一生中压力最大的时期。我必须得到乔治城领导层的正式批准，以及同事和患者的支持。我的血压升高，需要额外的药物和心脏压力检测。尽管检查结果呈阴性，但我的胸痛仍在持续。我确信自己快要死于主动脉夹层了，于是在一个周日晚上去急诊室做了 5 年一次的紧急 CT 检查（可能所有肿瘤医生都会这么做）。幸运的是，检查排除了我臆想的主动脉夹层和潜在的癌症。失眠又找上门来，我在家里很煎熬。虽然家里只有我和莉莎，我却无法好好享受我们的二人世界，我情绪低落，只用简短的话回应问题，我提不起兴趣去看戏，甚至连华盛顿国民队的比赛——我远离现实世界最神圣的避风港——也不想去。回想起来，我确信莉莎一直对我小心翼翼，不敢直面我的所作所为。她同样承受着巨大的压力，既要照顾年迈的父母和需要她的家人，又要维系我们所有人的关系，而她的状况也很不稳定。按下工作暂停键的过程让我痛不欲生，即使它没有要了我的命，我猜莉莎迟早也会下手。

大部分压力源自我必须将休假的事告知我的患者。我知道我让他们失望了，打破了我们之间不成文的约定。莉莎一直在说，休假一年后我就会回来，对患者来说，这总好过我彻底离开乔治城或者健康真的出现问题。我想在他们收到正式的通知公函之前当面告诉他们，但我感觉与他们挨个见面也很困难。几乎无一例外，他们最初的反应都是一副被抛弃的恐慌模样，好像我斩断了他们仅存的几缕希望。但是除了极个别的人，他们大都立刻放下负面情绪，马上对我表示支持和祝福。他们也看出了我的变化，担心我和我的病情。他们相信我的远大理想，希望我的努力能取得成功。他们理解我暂时离开的必要性，希望我能在未来继续帮助他们和其他人——那些还不知道自己会患上胃肠道癌的人。我向他们承诺，无论在精神上还是在他们真正需要帮助的时候，我都会通过电邮或电话支持和联系他们。

莉莎才是患癌的那个人，她接受了手术、化疗和放疗，她不得不面对一系列新的常态，包括神经病变、乳房重建、对淋巴水肿的恐惧以及对二次患癌的担忧。癌症给莉莎造成了有形和无形的创伤，但她却很少纠结于此。她没有自怨自艾，她让我和我们全家尽可能轻松地挺过了治疗全程。莉莎很体贴，就连得的病也是我非常熟悉的一种重疾。她善解人意，愿意在我工作的癌症中心接受治疗。她参加了临床试验，并且应一封电子邮件的建议添加了铂类药物，承受了比标准疗程更多的治疗。即使情况糟糕至此，她也很少抱怨。她对自己的副作用总是轻描淡写，以至于我和孩子们对此几乎没什么印象。莉莎从个人的抗癌历程中走了出来，在通过"希望互联"加倍努力支持其他患者的同时，她将更多的精力和注意力放在了他人身上。莉莎人很好，她不会死。

可为什么到头来崩溃的人是我？

即使是现在，在回顾了莉莎患癌的经历后，我依旧想不起来她实际治疗过程中的很多细节。我对自己的感受和孩子们的反应都没有具体的印象。也许我忙着兼顾工作和家庭，没能留下什么回忆。也许我才是那个有化疗脑的人。我经常解释说，"化疗脑"不是药物对大脑产生的化学变化，而是人类跟不上癌症治疗中出现的额外需求和干扰。很多人能够同时抛接 3 个球——我指的是真正抛接 3 个球。那么 4 个呢，5 个呢？ 5 个球外加一把链锯呢？ （如果我能做到，我会去参加太阳马戏团①的巡演。）我能记住自己必须抛接空中的 3 个球，但是经常会让第四个球、第五个球和链锯掉落——得亏我还能保住手指和脚趾。

　　我从莉莎的医生那里学到了很多。我了解到，与医生打交道的时间很宝贵，每一分、每一秒都很重要。患者及其家属总是在等候我们，他们不停地看表，错过饭点，冒着超时停车的风险，放弃早就计划好的购物，就为了等医生出现的那一分钟，以便问清楚自己的结果和整体情况。我开始敏感地察觉到，患者会观察我们，不放过哪怕最细微的蛛丝马迹：我们说话的语气、瞥一眼手表的动作、扬起的眉毛。我们医生总是活在"聚光灯"下。

　　我记得在莉莎"输液"（在肿瘤学术语中，这是一个可怕的字眼，容易让人联想到对茶叶或尸体所做的事②）的时候，我去探望她。我会在她身边坐一会儿，有时我们聊聊天，叙叙旧。有时她只是睡觉。我不擅长和别人一起干坐着，因此不会待很久，而是起身去看看附近的患者或者回复呼叫。我意识到，很多癌症的治疗到头来都是患者独自承受下来的。

---

① 加拿大娱乐演出公司，也是世界最大的戏剧制作公司。——译注
② infuse 除了有"输注药物"的意思外，还有"泡（茶）""浸渍"的意思。——译注

我知道做化疗是个什么样子。我明白，他们要我帮助莉莎，在家帮她打针，监测她的副作用，陪她就诊。我以为自己会是个出色的看护人——我是说，谁能比我做得更好呢？事实上，我根本不知道接下来会发生什么，莉莎将要经历什么。我知道如何给患者实施化疗，却不知道接受化疗是什么滋味。

我记得莉莎总是很累，她的疲惫程度与血细胞计数、药物或辐射的副作用并不相符。她睡得很多，睡得很早，还经常打盹。我还记得我们的生活和平常没什么两样。我们外出看戏、看比赛、吃饭，和朋友见面，很少不去教堂。莉莎开车到处跑，经常自己开车去做化疗；她支付账单（谢天谢地），采购日用品和孩子们的衣服，还做了很多饭菜。尽管护士一再警告，但我们几乎没有采取额外的预防措施来避免感染。她也没有出现严重的并发症，只有一些中等程度的问题。她从来没有住过院——而这类治疗往往会导致这种情况发生。我们很幸运，生活还在继续。

出于某种下意识的创伤后应激障碍回避机制，有些事我可能记不太清了。不过，那也许本来就没什么值得记住的。

随着莉莎治疗的进展，她身心遭受的折磨无疑变得更加明显，这对我们俩来说都是更大的负担。但是，一轮接一轮的化疗，一周又一周，一个又一个里程碑式的节点，我们渐渐重新拾起了信心。我总是告诉患者一些陈词滥调般的建议："一旦开始，一旦有了计划，一旦经过几轮治疗，一切就会变得轻松起来。"谁承想这些话竟然应验了呢？！我们感觉脚下踏实了一些，在经历了漫长的自由落体后终于着陆了。

我们又可以为生活做计划了，虽然那算不上是很遥远的未来，但我们可以去设想它。莉莎今天不会死，她明天也不大可能会死。我们想起了霍利，她的癌症复发来势汹汹，转眼就夺走了她的生命。我记得我的很多患者都有类似的病程，他们前一天还好好的，第二天就去世了。每一次阴性的检测，每一个无癌的日子，都让我们离摆脱困境更近了一步。我们时刻保持警惕，寻找任何癌症复发的迹象；我们讨厌"惊喜"，不想被再次"偷袭"。

如果我们知道自己的大限之日，生活就会简单得多。想想看，做重大决策会变得非常容易。我们知道该存多少钱，什么时候买辆特斯拉；我们知道该在什么时候告别，可以大幅减少医疗开支——甚至停止使用牙线；我们的谷歌日历上会有一个结束日期，在那天之后无法再安排任何事项。显然，我在 2078 年的某个星期二还有个会——我刚刚查过，那时我 117 岁，说不定我会请假。

《华盛顿邮报》刊登过一篇关于一位女子庆祝乳腺癌治疗结束的报道。她和一群朋友去加利福尼亚的海滩玩耍，突然遭遇山体滑坡，她和几个朋友不幸身亡。她刚刚经历了人生中最动荡的时期，接受了手术和化疗，说不定还有放疗和重建。她牺牲了自己的长期健康，忍受治疗带来的副作用，放弃了一些"宝贵时光"，只为增加哪怕 3% 的治愈率。她做这一切为的就是能活得长久一些——结果却被愤怒的上帝嘲弄般地抛弃、扼杀、活埋。她是因为庆祝才遭到惩罚的吗？上帝现在突然将她带走，是为了让她免受未来的痛苦吗？也许上帝真正的目标是她的朋友，而她只是在错误的时间出现在了错误的地点。

读完这篇文章，我从报纸中抬起头，看着莉莎正在收拾早上的餐盘。她没有死于乳腺癌，而她原本极有可能会死；她没有死于车祸，也没有大石头从天而降砸在她身上。生活已经够随机的了，而癌症只会让情况变得更糟。我把这个故事读给她听，我们都笑了。我们不是嘲笑这位不幸的女子，也不是嘲笑无法阻止她死亡的乳腺癌机构，只是因为我们感到非常幸运和幸福，毕竟我们还活着，还在一起。生活总是向我们抛来各种意外，我们尽最大的努力去抵御风暴，避开障碍，争取多活一天。在我们看来，能与身边的人共度这一天就是赚到了。我们为能幸运地多活一天而欢笑。

第 32 章　孩子们都还好吗？①

查利和埃玛出生在一个癌症之家，我们家就像一台停留在癌症频道的电视机。他们听我们谈论过很多关于癌症的话题：我们各自母亲患癌的经历，几乎每周都有某个朋友（或者朋友的朋友）向我们寻求癌症治疗的建议。他们知道人会死于癌症。晚餐时，约翰经常分享当天的门诊故事，他在查房时认识的某个家庭，或者他同事的病例——这类病例由于某些问题、投诉或者紧张的医患关系而影响了最佳护理，于是被转到他的手上。从出生起——说不定还在莉莎肚子里的时候——查利和埃玛就一直在听这些故事。（大多数父母给胎儿播放音乐，而我们却在谈论癌症。）鉴于家中总是充斥着大量的医疗信息，我们全家对 HIPAA 的方方面面都很熟悉。

我们很容易就能看出约翰的一天过得怎么样。有时，这一天令他非常煎熬，可能他不得不告知患者他们将不久于人世，或者眼睁睁地看着某个患者死去，或者应付某个家庭不切实际的治疗需求，又或者

---

① 本章如同约翰和莉莎的孩子一样，由他们二人共同创作。

看到了太多糟糕的检查结果，这时候他回到家就会显得疲惫消沉。当然，也有开心的日子，这时他会变得风趣幽默，精力充沛，甚至一进门就兴高采烈。也许他让一位患者顺利"毕业"，5 年内无须再来看病；也许他得到了一笔拨款，或者给专科培训医生上了一堂关于结肠癌的课；也许他的团队成员在《新英格兰医学杂志》上发表了一篇论文。也许，仅仅是几个患者的肿瘤正在缩小。

查利和霍利的女儿是同学，理查德森一家也是我们的朋友。查利和埃玛目睹了霍利的经历，他们感受到的更深，因为我们并没有对他们隐瞒霍利的情况。我们没有刻意和他们谈论这件事，但也没有回避他们。即使在他们这样的年纪，他们也清楚那些话只能在家里说，不能在操场或其他地方与人分享。

约翰还让两个孩子直接参与他的工作。在"带孩子上班日"期间，查利和埃玛经常在周末的早上跟着约翰一起查房，充当患者们的"疗愈宝宝"。偶尔，他们会在约翰演讲的时候待在教室或报告厅的后面。有时，约翰会带孩子们一起出差，这是他们非常喜欢的活动。他希望孩子们能理解生活中的取舍，理解他为什么无法出席每场棒球比赛，为什么经常错过家里的晚餐，为什么不能陪他们在上学前吃早餐。因为事业与家庭之间需要平衡。当然，就像所有以子女为傲的父母一样，他也想在人前炫耀自己的孩子，他想让圈子里的人认识"埃玛房间"的创造者，他想让大家见见他那了不起的儿子——他 12 岁时就能把高尔夫球打出 250 码远。

甚至在莉莎患癌以前，我们家就把癌症当作餐桌话题和家族史的一部分，还会拿它开玩笑。"是啊，我老妈已经死了!"约翰会这么说。"这回又怎么了?"莉莎会问。"又有谁得了癌症?"幽默得以让我们在保持分寸感的同时谈论癌症。在莉莎确诊患癌后，我们开玩笑说，我们是真正的"癌症家族——无时无刻不在聊癌"。莉莎的癌症被作为约翰事业的又一次牺牲——让他可以从内部深入地了解癌症。这就好比他在乔治城有一个"神秘顾客"[①]，帮助他知悉检查台上患者的真实情况。莉莎并不介意在家里提及癌症。最好的办法就是打开天窗，把癌症当成我们日常生活的一部分，像从前一样。一天晚上，莉莎洗碗时突然感觉浑身无力，而孩子们正在起居室看《海绵宝宝》（*Sponge Bob*）——看了不下 100 遍。"嘿，孩子们，今晚我不想洗碗了，我有癌症呢。"他俩并没有立刻跑进厨房帮忙，甚至连头都没抬一下。最后还是约翰把碗洗了。

当莉莎确诊时，我们仔细思考过该怎么跟他们解释。我们以为他们对这件事一无所知。实际上，埃玛在几天前就听到我们在卧室里说起莉莎的乳房，只不过她没打算参与讨论。得知诊断结果的那天，埃玛在学校里碰见了约翰，她瞬间就察觉出了不对劲。

我们以为，从那天晚上之后我们对查利和埃玛毫无隐瞒；我们以为自己考虑周全，处理方式符合他们的年龄，也很透明。查利 13 岁，埃玛 10 岁，他们几乎没有什么疑问，他们已经算得上是半个癌症专家了。请锁定癌症频道：8 点即将播出的是"你的妈妈得了乳腺癌"，9 点播出"有趣的结肠镜检查"。

他们帮忙一起选购了假发。在手术的几周后，莉莎让两个孩子看

---

① 神秘顾客指的是一种特殊的市场调研方法。它是通过雇佣一些志愿者，扮演普通消费者的角色，以测试商品和服务质量，评估营销策略的有效性。——译注

了她赤裸的上身，并对他们说，等她老了，他们就得面对这样的她，必须照顾她，她希望他们做好心理准备。一天，查利陪莉莎去输液室冲洗输液港，他和另外两位患者及其看护人坐在一个小房间里。他似乎对这一切泰然自若，乐呵呵地跟他们聊天。治疗莉莎的癌症是我们全家的事情。

在学校，查利和埃玛得到了很多人的支持。查利的同学都经历过霍利的抗癌斗争，他们为莉莎准备了一张可爱的卡片，每个人都在上面写了鼓励的话语。出乎我们意料的是，查利的一个同学在一年一度的八年级演讲比赛中将莉莎和她的乳腺癌作为主题，在场的八年级学生的家长听得全神贯注，那查利是感到骄傲还是不大自在呢?

埃玛在学校的情况有些不同。她后来才向我们坦白，她当时很反感大家因为她妈妈得了癌症就认为她会很脆弱。五年级的班主任把埃玛拉到教室外面，鼓励她在难过或不安时找她倾诉；其他老师也试图找过埃玛，问及莉莎的情况和她的感受；甚至有不认识的同学在走廊上拦住她说："我妈妈说我应该关心一下你。"也许他们这么做确实出自好意，但埃玛却感觉压抑得喘不过气来，让她无处可逃。

在接下来的 10 年里，我们发现埃玛变得焦虑、谨慎，对任何可能预示癌症复发的只言片语都非常敏感。只要一提到莉莎的健康状况，埃玛就会警觉起来，想知道那是不是另一只即将落下的鞋子。相比之下，查利似乎还好。他关注的仍然是学校和今后的生活："你说妈妈得了癌症，但应该会没事? 好的，我知道了。我能去玩 Xbox 了吗? "

也许我们对自己与孩子的沟通能力过于自信了。约翰是这方面的专家，我们总是努力和孩子们交流。但是多年以后，当我们与孩子们谈论乳腺癌时，我们发现他们并不像我们所想的那样理解当时的情况。

2013 年春天，当地一家杂志刊登了一篇关于我们的文章，作者强调莉莎癌症的风险很高，从很多方面来说，她能活下来是非常幸运的[①]。读过这篇文章后，查利和埃玛第一次有些沮丧地向我们承认，他们不知道莉莎的癌症原来这么严重。为什么我们当时没有告诉他们实情呢？

他们的反应令我们大吃一惊。他们怎么可能不知道呢？思考过后我们才意识到，随着他们渐渐长大，莉莎依旧活得好好的，我们也没再正式和他们重提莉莎的癌症。当我们俩为了每个具有里程碑意义的时刻——2 年、3 年、5 年，盛大的 50 岁生日聚会——欢欣鼓舞时，孩子们都在忙着自己的事。没有正式的通报，没有重复的客厅会议。事实证明，通报很重要。在孩子成长的不同阶段，或许我们应该重新讨论这个话题。

孩子们受到的另一个潜在影响是莉莎的基因检测。为什么她会在 43 岁患上乳腺癌，而且还是三阴性？由于三阴性乳腺癌是 *BRCA* 基因携带者常见的癌症类型，因此威利医生和刘医生都建议她接受检测。我们明白，如果检测结果发现莉莎携带癌症相关的基因，那么每个孩子也有 50% 的概率携带这种基因，这意味着他们患癌的风险会远远高于正常水平，而且还有可能将患病的基因遗传给自己的孩子。我们必须弄清楚应当如何以及何时告诉孩子，他们有较高的患癌风险。一想到要告诉我们的女儿，她在年轻时就有患卵巢癌和乳腺癌的风险，我们就觉得于心不忍。有的女孩在得知这一消息后，会去做子宫切除术和预防性乳房切除术，不生孩子，也不需要乳房；还有的女孩会一直

[①] Rice, Alison, "The Big C", Arlington Magazine, vol. 3, no. 2, March–April 2013, pp. 74–81.

担心自己患癌。查利的情况只是略好一点，如果他打算要孩子，就必须告诉将来的妻子，他有可能把基因遗传给后代。我们到底该不该了解这些信息呢?

我们很幸运。几周后，结果出来了，报告上说莉莎没有携带 BRCA-1 或 BRCA-2 突变，但同时指出，莉莎"可能有遗传性乳腺癌或卵巢癌倾向"。报告承认："尽管可能性很小，但或许存在 BRCA-1 或 BRCA-2 基因突变，只是目前的技术无法检测到"。最后，它提醒莉莎应该"注意，你可能有其他癌症易感基因发生改变，只是这种改变非常罕见并尚未被确定"。就这样，莉莎患癌并不是明显的遗传因素造成的，但是谁也不能完全保证查利和埃玛不会患癌或者携带癌症基因。不过，谁又真的知道谁会得癌症，谁不会得癌症呢? 这是所有人都要面对的恐惧。

也许我们的孩子真的很幸运，毕竟在他们的生活中，癌症扮演了如此重要的角色。他们年纪轻轻就已经懂得，生活是不可预测的，但你只能这样继续走下去。

后 记[①]

写这本书迫使我们回顾了莉莎患癌前、治疗期间和治疗结束后的那些日子。对于我们来说，这是一次受益匪浅的过程，大部分时候很有趣，时而有些艰难，时而充满痛苦。在过去的 15 年间，我们学到的一件事是，虽然我们的经历有它独特的一面，但在更广泛的意义上，它并不是独一无二的。当然，从理智上讲我们都明白这一点——约翰的整个职业生涯和莉莎的大部分志愿活动都在致力于帮助有类似遭遇的人——但正如书中所说，现在它成了我们私人的故事。

我们都很庆幸莉莎还活着，亲朋好友不必承受看着她日渐垂危的痛苦，她也有机会看到孩子们长大成人。我们经历和目睹过太多那样特殊的人生轨迹——有时我们只是度外之人，有时它就近在咫尺。在我们写这篇后记的时候，埃玛一位 23 岁的朋友正在临终关怀机构度过她最后的时光，她在"关爱桥"（Caring Bridge）网站上写下了她因患黑色素瘤而等待死亡的经历。我们知道，我们全家躲过了一颗子

---

① 约翰和莉莎又来了。

弹——应该说是一个简易的爆炸装置——但我们对她家人的痛苦感同身受，因为我们也走过那样的路。

约翰听从上帝的召唤，成了一名肿瘤医生。他很高兴选择了一个既能养家糊口又能服务他人的职业。但是，只有我们走出莉莎抗癌治疗这一黑暗的山谷之后，他才更清楚地认识到他的患者在经历什么。直到那时，他才明白我们医疗保健系统的真正价值，以及他和团队成员每周给数百名患者带来的真正影响。当他尽力为每位癌症患者提供莉莎得到的那种护理服务时，他渐渐意识到这只是一个梦想。无论从逻辑、经济还是人际关系来说，这个梦想都难以实现。除非你亲身经历过，否则不可能真正明白这种滋味。即使你抱有美好的想象，同理心也是有限度的。约翰发现，在莉莎患癌后，他可以为他的患者和团队提供更有效的指导，但他没有料到的是，当医患关系缺乏必不可少的客观性和距离感时，情绪疲劳最终会让他精疲力竭。

至于莉莎，患癌带来的一个长期影响是——尽管这么说有点老套——她变得更加宽容，更加珍视生活。当然，她还是会在路上、电视上和网上骂人，但是每一次抱怨、咆哮甚至愤怒都是一种褒奖："我有幸能够参与其中。"虽然有些事不适合这样来看待，但脑海中始终有个声音在说："既然你还能做这个，那就肯定能做那个。"当有人在生日当天叹息自己又老了一岁时，莉莎经常会念叨那句熟悉的话："这总好过另一种选择。"

话说回来，在这个故事中，我们夫妻俩最后怎么样了呢？我们之间从来都不是那种戏剧化的关系，在莉莎治疗癌症和本书的创作期间也不是。但象征性地来说，我们或许是以同样的方式来处理这两件事的：我们步调一致。在写作的过程中，一位读过原稿的朋友问我们，是否记得在某个事件中对方做了什么？我们的关系如何受到影响？还说我们似乎都在自己的讲述中将对方排除在外。莉莎记得，在决定如何继续治疗时，约翰并没有给予太大帮助，他似乎有些退缩。约翰记得，对于那些最终会对莉莎产生直接影响的决定，他尽量不发表意见。现在回想起来，那段时期的我们似乎有些疏远，也许身处巨大的压力之下，我们甚至会不喜欢、不信任对方。但事实上，我们对彼此一直怀着深深的尊重和爱意，这体现在我们可以自由行事，无须征求对方的意见，这是我们共同生活将近 40 年所建立起来的牢固信任。经过这么长的岁月，我们很清楚对方在想什么或者有怎样的感受。

诚然，正如我们所说，在莉莎确诊乳腺癌前，我们之间的关系有些疏远，我们在比从前相距更远的平行轨道上奔波。这是大多数伴侣的共同症状——我们已经在一起 20 多年，生活的重心都放在照顾孩子、爱犬、两只长尾鹦鹉和年迈的父母上。莉莎的病情拉近了我们的距离，它提醒我们，即使面对枯燥乏味的"保障孩子安全、洗衣服、准备饭菜、朝着正确方向前进"的生活，身边有个人陪我们共度一生，就是我们的终极幸福。自 2006 年以来，我们一直为能实现这一点而心存感激。一起写书的这段日子再次坚定了我们对彼此、对癌症患者以及对上帝的承诺。

那么，为什么莉莎能活下来，而很多人却不幸去世了呢？这不是"为什么上帝偏偏选中了她"。我们不认为上帝会事必躬亲，也不相信上帝会根据某种积分系统或者心血来潮就决定一个人的生死。从科学的角度来看，在确诊患有三阴性乳腺癌的女性中，为什么莉莎属于没有复发的那 50%~60%？她是不是接受了比实际需要更多的治疗？是不是最初的手术治愈了她？阿霉素和环磷酰胺起作用了吗？是不是

6 轮而非 4 轮化疗后它们见效了？铂类药物是神药吗？唑来膦酸有没有阻止乳腺癌细胞侵入她的骨骼？ 35 轮放疗是否清除了所有癌细胞的痕迹？没有复发是不是因为增加了运动和跑步训练？也许是因为输液港、乔治·克鲁尼、串珠和黑猫。也许是我们的信念产生了效力。

　　莉莎每天都会想起她的癌症和接受的治疗，她会在意自己的外表，尤其是在胸前没有遮挡的时候。时间长了，她右胸口的疤痕变得紧绷，在右侧腋下留下了一个奇怪的凹痕。由于紫杉醇和铂类药物的副作用，她的指尖出现了神经病变，那里的神经末梢已经被杀死，这意味着她会越发频繁地感觉不到它们，尤其是在天冷的时候。她发现有些动作做起来越来越费劲，比如，系衬衫扣子、戴项链耳环，或者拿起很小的东西。她掉东西的次数也越来越多。不出所料，阿霉素对她的心脏造成了一些损伤。她提前进入了更年期，但由于患过乳腺癌，她不能采用激素疗法来缓解更年期的不适，比如阴道干涩和骨密度过早下降。今后，她还得接受额外的手术来更换乳房的植入物，因为它们的使用期限只有 10~15 年。

　　莉莎患癌后的 15 年来，癌症治疗领域取得了巨大进展。新的免疫疗法、针对特定癌细胞通路的新药以及新的诊断工具提高了患者的生存率，减少了副作用。还记得她纠结过是在术前还是术后做化疗吗？这已经不再是什么医疗决策了，现在，几乎所有乳腺癌患者都会先接受化疗。越来越多的人从癌症中幸存下来，肿瘤学甚至开辟了新的分支，专门研究存活下来的癌症患者，帮助他们恢复到"从前"的正常状态，或者尽可能接近正常。莉莎的癌症治疗经历极大地改变了约翰的行医方式。他不再信奉培训时学到的"多多益善"的理念。当前的问题不是患者能接受"多少"化疗；而是他们能接受多"少"化疗就能获得相同的疗效。生活质量不仅对活下来的人很重要，对不久于人世的人也同样重要。

尽管约翰发表了很多演讲和评论，但癌症治疗仍然非常耗钱，甚至更加昂贵。这是一种奢侈品，只有负担得起的人才能享受到。从成本效益分析积极的一面来看，临床研究变得更加高效、更有针对性，并且越发倾向于寻找更大的改进，而不是收效甚微的差异。尽管癌症研究资金在不同肿瘤类型间的分配更加均衡，但乳腺癌依旧是癌症界的"女王"。

不过，我们对乳腺癌治疗行业永远心存感激，我们确信，正是他们的成功才让莉莎活到了今天。她50岁的生日聚会是一次辉煌的庆典，我们为她的创新治疗和护理团队而庆祝，我们为她不会死于乳腺癌而感到欣慰。我们建议每一个紧张等待下次CT检查的患者，如果3年后一切正常，不妨举办一个小聚会，5年后举办一个大聚会。事实上，我们想将这个建议送给每一个克服了生活中难关的人——不论是抚养孩子、维系婚姻，还是照顾亲人——请记住，生活本身就值得庆祝。不要忘记庆祝，在庆祝的间隙，也不要忘记生活。

在完成这篇"后记"的时候，我们正处于隔离状态，新冠肺炎的死亡人数正在飙升，而关于生活何时才能恢复正常的问题仍然没有答案。也许从某种程度来说，每个人都在遭受着癌症患者的一些经历：焦虑、等待、对自己能否活下来的不确定感。就像不可预测的癌症一样，我们不知道为什么有些人感染了新冠，有些人没有；为什么有些人毫发无损地活了下来，有些人却在重症监护室里垂死挣扎。但是，正如癌症对我们关系的影响，我们希望这场大流行病能够拉近人与人之间的距离，提醒我们珍惜那些简单的快乐：与爱人拥抱、和朋友一起喝咖啡、同家人团聚、在棒球比赛中分享一袋花生。我们永远不知道将来会发生什么，因此，千万不要把一切都视为理所当然。

致　谢

正如书中见证的那样，在人生的旅途中，我们很少有人是独自走完的，甚至两个人并肩而行的情况也很少见。我们有幸拥有一个了不起的"大家庭"，当中的成员都是我们的亲朋好友，他们人数众多，无法一一列举，但无论过去还是现在，他们始终支持着我们。当然，本书的出版也离不开他们中一些人的鼎力帮助。

首先，我们要感谢艾莉森·赖斯（Alison Rice）为《阿灵顿杂志》（*Arlington Magazine*）撰写了关于我们的动人故事，感谢格雷格·汉密尔顿（Greg Hamilton）将它发表出来。正是这篇报道让我们的挚友、杰出作家兼编辑玛丽安娜·塞盖迪–马萨克（Marianne Szegedy–Maszak）受到启发，建议我们考虑写本书。虽然我们花了很多年才抽出时间完成这本书，但玛丽安娜始终在我们身旁守护着它，为它的诞生加油助力。她一直督促我们把书写得更好，同时鼓励我们找到自己的风格，从构思创作到出版，她全程与我们携手并肩。没有她，这本书就不可能和大家见面。

感谢乔治城大学及其休假政策，让我们终于有时间进行创作。我们在英国牛津大学坎皮恩学堂（耶稣会管理的永久私人学堂）一间安静的公寓里度过了 4 个月的美好时光。感谢坎皮恩学堂的主人尼古拉斯·奥斯汀（Nicholas Austin）牧师和坎皮恩学堂社区的每个人，感谢他们对我们的热情接待；感谢特鲁迪·普雷斯顿（Trudi Preston）为我们答疑解惑，解决我们的每个难题；感谢亚历克·索普（Alec Thorp）、萨拉·格雷（Sarah Gray）、马克·古德莱克（Mark Good-lake）和牛津大学的信息技术人员，没有他们的帮助，我们根本无法开展工作。

衷心感谢书中提到的那些关心我们的人，以及许多没有提到但同样照顾过我们的人。特别感谢克劳丁·艾萨克斯医生，在莉莎接受治疗期间和之后的岁月，以及在本书的创作过程中，她一直担当我们的乳腺癌顾问，也是我们全家忠实的朋友。

感谢菲尔（Phil）、埃米特（Emmett）和安妮·理查森（Annie Richardson）允许我们分享霍利的故事。感谢所有患者及其看护人，他们教会了我们许多，尤其要感谢那些在激烈的抗癌战斗中勇敢、乐观的人，他们提醒我们应该如何度过每一天。

感谢巴里·格拉斯曼（Barry Glassman），他似乎总能找到最合适的人选，并帮助我们和创意出版社（Idea press）的罗希特·巴尔加瓦（Rohit Bhargava）取得了联系。在罗希特及其团队熟练热情的指导下，我们将一份长长的手稿修改成书并出版，我们非常感谢他接手这个项目并将这本书推向市场。

当然，如果没有家人，没有我们的父母戴维（David）、简（Jane）和金杰·马歇尔（Ginger Marshall）以及查尔斯（Charles）和贝蒂·亚历山大（Betty Alexander），我们不可能完成这一切，是他们用爱和信念帮助我们挺过了生命中最艰难的时期。除此以外，还有一路上支持我们的兄弟姐妹：露西·亚历山大·墨菲（Lucy Alexander Murphy）和她的丈夫布雷登（Braden），他们接管了照料莉莎父母的日常工作，让我们得以在英国待上4个月潜心创作；还要感谢伊丽莎白·马歇尔·泰勒（Elizabeth Marshall Taylor）、戴维·马歇尔（David Marshall）、理查德·埃德温斯（Richard Edwins）和伊丽莎白·埃德温斯（Elizabeth Edwins）。

最后也是最重要的，我们要感谢亲爱的孩子们，查利和埃玛·马歇尔。我们感到非常幸运，感谢你们在忍受了我们多年来"指点江山"，谈论癌症以及特种兵式地游览历史遗迹之后，仍然愿意包容我们！